川島隆太教授の

脳を鍛える即効トレーニング

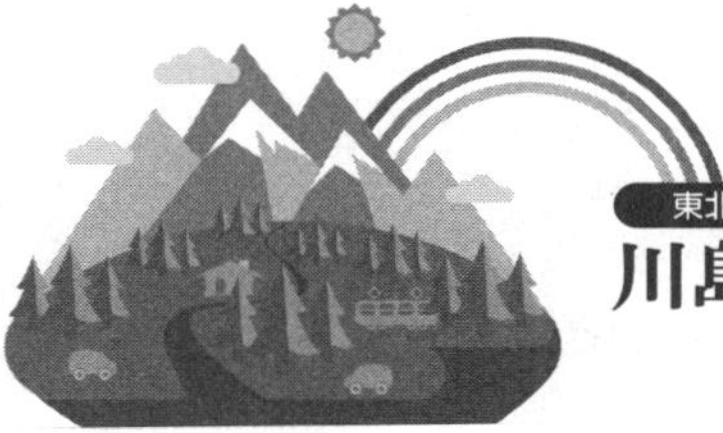

東北大学教授
川島隆太

二見レインボー文庫

はじめに――体力と同様、脳力も鍛えることができる

私たちの体は、ふだんの生活をしていても衰えていきます。とりたてて不摂生もせず、それなりに規則正しい毎日を送っていてもそうです。健康を害することもなく、ごく普通に暮らしていても、衰えをまぬがれないのです。

ところが、意識してジョギングや水泳などの運動をすると、私たちの体の働きを維持する、もしくは向上することができます。つまり、体力は鍛えることができるのです。

ということは、ふだんの日常生活での私たちの体の使いかたというのは、実は体力を維持していくためには少し足りないぐらいのところを、ちょうどのレベルとして選んでいることになります。

そして、それは、私たちの脳についても同じだということがわかってきています。

ふだん私たちは、人と話をしたり、体を動かしたりということで脳を使っているのは確かです。

ところが、体と同じように、ふだんの私たちの脳の使いかたの程度というのは、脳の機能を維持向上するほどには使えていないのです。すごく脳を使っているつもりでいても、残念なことに、使いかたがちょっと足りないのです。

そのため、年をとると、徐々に脳の働きが低下していきます。**使わないでラクをさせていると、脳の働きは悪くなる一方**なので、衰えの坂を転がり落ちていくのです。

そして中年期以降、たとえば「すぐに適切な言葉が出てこない」とか「とっさの判断ができない」などが目立ちはじめ、「怒りの感情を抑えられなくなる」「行動の抑制がきかなくなる」「繰り返し同じことをいう」などの傾向が強くなっていきます。

実はこれらが、脳の働きのうえでの衰えの自覚症状なのです。体の衰えのほうは、階段を登ると息が切れやすい、続けて走れないということなどから、わりと容易に自覚することができます。

ところが、**脳の衰えはすぐに目に見えるものとしては出現しないので、体の衰えよりも自覚しにくい**という事情があります。


私たちがまっ先に自覚するのは、ものが覚えられない、ものが思い出せないという「記憶力の減退」が中心だと思います。

ところが症状的には、「抑制する力」が最初に落ちていきます。なかなか気づきにくいのですが、感情面においても行動面においても、「止まれ！」という命令に従えなくなることが多いのです。次に、「ことばをつくりだす力」「ことばをあやつる力」が落ちていきます。

以前より「腹を立てやすい」「すぐに怒鳴る」などは、まさしく脳の働きの低下、とくに「脳のなかでもっとも程度の高い働きをする」前頭前野《ぜんとうぜんや》の働きの低下を、如実にあらわしているのです。

そして、60歳代をすぎると、それらは医学的なスコアで見えるぐらいまで低下してきます。

最近の医学の考えかたでは、**脳を使わないことによって脳機能が低下していって、それが痴呆症の入り口になる**ということがいわれだしてきています。以前にもいわれたのですが、このところの脳科学のめざましい成果によって、その正しさが確認されはじめてきました。

そこで私は、**脳を使う生活、とくに「前頭前野を使う生活」を提案**します。

ひと工夫して前頭前野をもっと使う生活をしていくと、私たちの脳の働きは維持され、さらには向上していく——このことにまちがいはありません。

私は、脳の機能を高める方法として「音読」と「単純計算」を見つけました。音読や計算で痴呆症高齢者のボケ症状の改善ができること、子どもの健全な脳の発達を促すことができること、われわれの脳の働きを高めることができることを、証明しつつあります。

この事実を土台にして、毎日の生活のなかで、効率よく脳をトレーニングする方法を考えてみました。本書のメニューからいくつかを選択して組み合わせ、脳を鍛えることを楽しみながら続けてみてください。

高齢者や中高年の方々、小さいお子さんや学生さんなどなど、みなさまの脳の健康づくりに役立つことを約束いたします。

川島隆太

CONTENTS

PART 1

朝、脳を鍛える

PART 2

昼、脳を鍛える

PART 3

夜、脳を鍛える

PART 4

音読と計算で脳を鍛える

EPILOGUE
エピローグ

脳の健康づくりに役立つ生活習慣

デザイン――ヤマシタツトム

PROLOGUE
プロローグ

わずか数分のトレーニングで脳は活性化

使えば使うほど脳の働きはよくなる

私たちの脳は、細胞のネットワークで働いています。イメージでいうと、「脳内の細胞どうしがつながって情報が流れている」というのが、脳を使っている状態です。それらの細胞どうしがつながったものの広がり、それがネットワークです。

そして、頭を使うことがネットワークを使うことになり、しかもネットワークを使えば使うほど脳の働きがよくなります。

その反対に、頭を使わないでいると、そのつながりが悪くなって、脳の働きはどんどん衰えていってしまいます。つまり、脳が衰えるというのは、ネットワークのつながりが悪くなった状態をいうのです。

ところが、**衰えた脳のネットワークを復活させることが可能**なことを、私たちは研究で実証しました。それは、**痴呆症の人たちに音読や計算をやってもらうことで、その痴呆症状が改善された**というものです。

前頭前野を鍛えれば頭はよくなる

頭のよさをいうときは、ふたつの要素を考える必要があります。

ひとつは知識量で、いろいろな方面の知識がたくさんある人を、一般的に「頭がいい人」といいます。

もうひとつは、たくさんの知識をもっていて、さらにそれを上手に使えるかどうかが問われます。知識があっても、それを活用できなければ、その知識は生きてきません。知識を有効に使うことができる人が、本当の意味で「頭のいい人」といえるのです。

実は、脳のなかに蓄えられている知識を実際の場でどのように使うかは、脳の司令塔としての「前頭前野」の働きによります。さらには、いま見たり聞いたりした最新の情報をどのように処理するかも、やはり前頭前野の働きかたによるのです。

つまり、蓄えられた知識をうまく活用したり、現実をうまく処理したりする

「本当の頭のよさ」というのは、「前頭前野をうまく使えるかどうか」にかかっているのです。

また、知識は脳のいろいろな場所に蓄えられていますが、それらを「蓄えろ！」という命令を出すのもまた前頭前野です。つまり、知識を増やすこと自体にも前頭前野がかかわっているので、脳全体の司令塔といえるのです。

そのため、**前頭前野をどんどん使って鍛えることは、頭がよくなること**に通じます。

ただし、いくら前頭前野を鍛えたからといっても、それだけで創造力が発揮できるようになるわけではありません。基礎体力がついてもすぐに野球などのスポーツがうまくならないのと同じで、鍛えることで脳の基礎体力はついても、創造力などの特殊な脳力は相応のトレーニングをしないと身につくはずがないのです。

前頭前野を鍛えたうえで各種のトレーニングを積んでいくと、鍛えていない人よりもはるかに脳力を発揮できるようになります。本書が提案する各種のトレーニングによって脳のウォーミングアップをはかり、まず基礎体力をつけてから、さらに専門的な作業を加えていけばいいのです。

発達した前頭前野をもつのはヒトだけ

「頭のいい人」とは「前頭前野の働きが活発な人」のことです。

外界の情報は、見たり、聞いたり、触ったりという末梢の感覚器官から入ります。何もない状態から、それらを知覚して、そこから何か変化を感じて、前頭前野が「どうしようか？」と考え、何をするかを最終的に判断して、運動の命令として出すのです。

つまり、五感の情報が先に入ってきて、その価値を見きわめて統合し、何をするかを決め、運動野に命令を出すのが、前頭前野なのです。

外からの情報を受けとって、蓄えた知識をうまく活用したり、現実をうまく処理したりするために、運動野に命令を与える――この流れで前頭前野はフルに活動することになります。だからこそ、頭のいい人の前頭前野は活発に働く

※川島隆太『自分の脳を自分で育てる』（くもん出版）所載の図をもとに作成

〈頭頂葉〉頭のてっぺん

体性感覚野…………何が自分の体にふれているのか、自分がさわっているのは何かという感覚を調べる

頭頂連合野…………身のまわりにあるものの位置や方向を調べる

角回…………………計算をする

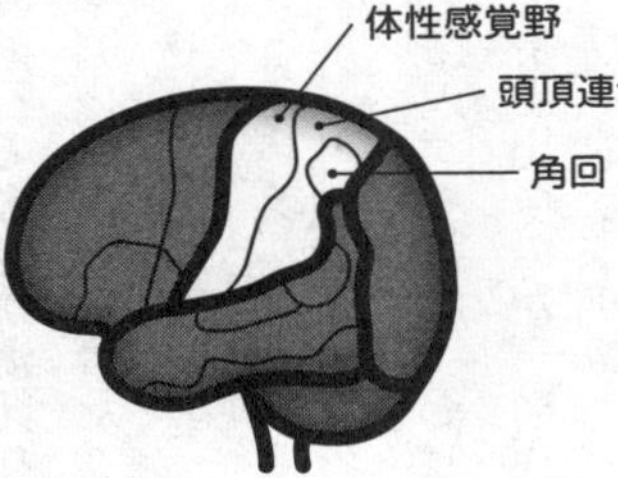

〈側頭葉〉頭の横、耳の奥

聴覚野……………聞こえた音が何であるかを調べる。

下側頭回…………見えたものの形を調べる。

ウェルニッケ野……ことばの意味を理解しようとする。

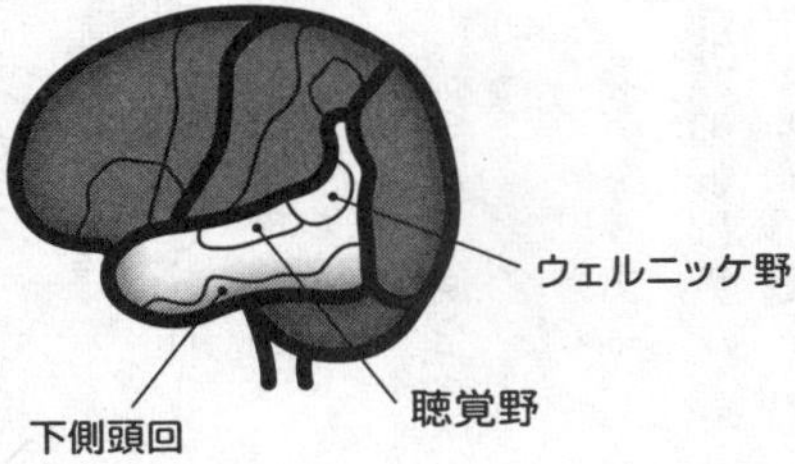

大脳の4つの部屋

脳（大脳新皮質）は、前、上、横、後ろの４つの大きな部分に分かれ、場所によってそれぞれちがった役割をしている。

〈前頭葉〉おでこの後ろ

前頭前野 ……………… **大脳のなかで最も大切な働きをする**
運動野 ……………… 筋肉を動かす命令をする
ブローカ野 ……………… ことばをつくりだす

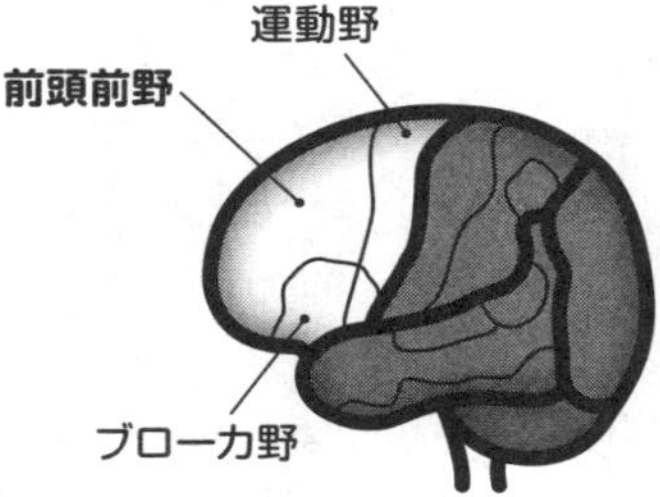

〈後頭葉〉頭の後ろ

視覚野 ……………… ものを見る

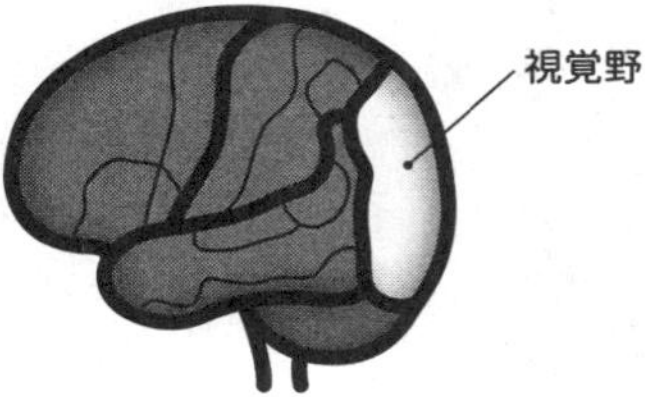

のです。

この前頭前野は、前頭葉《ぜんとうよう》の大部分を占めています。ネズミやネコにはほとんどなく、ニホンザルにもほんのわずかです。人間にいちばん近いチンパンジーでも、大脳に占める前頭前野の割合はようやく7～10％程度です。

ところが、ヒトは大脳の30％を前頭前野が占めています。

前頭前野は人間以外の動物ではほとんど発達しておらず、人間になって飛躍的に発達した部分です。まさしく「人間を人間たらしめている場所」であり、「脳のなかの脳」と呼ばれるにふさわしい働きをするのです。

脳のトレーニングで「記憶力」もアップ

私たちの実験により、**健康な人が1日に5分程度の音読や計算を1カ月続けたところ、脳を鍛えることができるということが実証された**のです。それも音読や計算とは直接に結びつかない「記憶力」が強化できたのです。

これは、音読や計算に脳のトレーニング効果があることを示すとともに、その類型のトレーニング一般にもまた同じような効果がある可能性を示しています。

そのひと工夫したバリエーションが、本書のメニューです。

前頭前野を働かせることを毎日続けると、脳のもっている潜在能力がぐんぐん上がる可能性があります。その場ですぐに脳の働きがよくなるのはもちろんのこと、ずっと継続することでさらに脳を鍛え、脳の基礎能力をアップさせるのです。つまり、頭がよくなる効果があるのです。

「創造力」を鍛えるカギは「ことば」と「数」

「創造力」を発揮するときに使う場所は、左脳前頭前野の「ことばをつくりだす」ブローカ野《や》をはさんだふたつの領域と、側頭葉《そくとうよう》の「ものの形の情報を処理する」下側頭回《かそくとうかい》。これら合わせて3カ所が主に働くことが、脳のイメージング研究により示唆されています。つまり、ここを使うトレーニングをすると「創造力」が鍛えられると考えられます。

この**3カ所を鍛えるカギは、「ことば」と「数」**です。音読や計算をしてもこの場所が使われるのがひとつの証拠ですが、創造力を鍛えるためには何か特別なことをやらなければならないと思っている人には意外かもしれません。

トレーニングをしなければと思っていても、毎日続けていくのはたいへんです。といっても、実際にやりはじめて、「記憶力が高まった」「創造力がついた」という自分の脳力の変化が目に見える形になると、やりつづける気持ちは高くなると思います。

脳を鍛えるトレーニングのあとの成果を、そのつどチェックしていくことで、脳力の変化ぐあいを確かめていくのも方法です。

世間にはびこる根拠のない右脳信仰

ところで、世間には右脳信仰のようなものがあって、創造力は右脳によると流布されているようですが、それはまったく根拠のない説です。

この右脳信仰は、おそらく分離脳の研究、つまり右脳と左脳をつないでいる脳梁《のうりょう》という場所を手術などで切ってしまう実験か、あるいは先天的に脳梁がない人たちの研究から、結論を引き出したからだ、と推測できます。

脳梁が切断されると、右の脳と左の脳が共同作業をしてくれなくなって、別々に働くことになります。

このような特殊な環境では、左脳が「ことば」の情報を優先的に処理して、右脳で「図や絵」を優先的に処理しているのではないかと考えられています。

右脳が創造力に関係するという考えは、右脳が「図や絵」を優先的に処理するので、それが視覚のイメージに結びつけられ、さらに右脳すなわち創造力というように短絡されたのでしょう。右脳イコール創造力という説は、このあたりが根拠のようです。

しかし、左右の脳を無理やり切り分けて働かせるのは、自然な状態の脳の活動とはいえません。また、論理的に考えても、創造力は右脳ということはありえないのです。

なぜなら、ごく一部の天才はインスピレーションで創造力が働くかもしれませんが、**99・9％の人間は、何かを創造するときに「ことば」を使っているから**です。

私たちは、視覚的なイメージを浮かべるときも「ことば」を介在させます。花といえば桜を思い浮かべる場合でも、花イコール桜と結びつけ、さらにそれを「ことば」で解釈したうえで、ようやくイメージを完成させるわけです。

しかも、「ことば」をつくりだすのは、右利きの人の90％以上は左脳です。つまり、ことばを介した概念操作である創造力を発揮するのは左脳でしかありえないのです。

前頭前野を鍛える7つのキーワード

本書のトレーニングでは、前頭葉の働きをよくする急所にこだわりました。

① 「ことばをつくる」
② 「順番を考える」
③ 「ものを覚える」

④**「抑制する」**
⑤**「コミュニケーションする」**
⑥**「積極的に行動する」**
⑦**「ランダムをつくりだす」**

以上の7項目がそれです。

まず①「ことばをつくる」は前頭前野の働きの最たるものですので、「ことばを扱う」こと全般が有効なトレーニングになります。

②「順番を考える」は、ものに優先順位をつけて段取りをし、理想の仕上がりをめざして課題を解決していくことが、効率よく脳をトレーニングすることになるからです。

③「ものを覚える」は、とかく記憶を想起することに目が向きがちなので、まず覚えようとすることが前頭前野を働かせることになる――そこを強調するためです。

④「抑制する」は、脳の衰えの症状として最初に起こる抑制力の低下に注意を向け、簡単なトレーニングだけで防止できることを気づかせるためです。

⑤「コミュニケーションする」はごく当たり前のことですが、視線を同じにするとお互いの前頭前野がよく働くことを再確認するためのトレーニングでもあります。

⑥「積極的に行動する」は、受け身では前頭前野があまり活動しないことに気づかせ、活力あふれる脳力を育てることの大切さを訴えたものです。

⑦「ランダムをつくりだす」は、既成のパターンを破って、脳を退屈させないようにすることの大切さを、意表をつく形で主張したものです。

これらの急所は、以下のトレーニングの随所に盛りこまれています。取り上げる課題はさまざまですが、そのつど7項目はリフレインされます。

1日3～5分くらいをめどに、数種類のトレーニングをうまく組み合わせて、各人各様の効果をめざしてください。

PART 1

朝、脳を鍛える

脳トレーニング

1

朝食の「ごはん」こそ脳活性の必須メニュー

午前中は脳がいちばん働くので、
エネルギーの糖質を不足させないように

脳のエネルギー源はブドウ糖と酸素だけ

きちんと朝食をとる――これが脳を鍛えるトレーニングの第1メニューになります。俗にいう「腹が減っては戦ができぬ」というのは、現代人の脳にとっても真実なのです。

たとえば朝8時に「ごはん」を中心にした朝食をとると、それから3～4時間は脳の司令塔である前頭前野の働きが高まって「頭をフルに働かせる」ことができるので、午前中いっぱいは非常に効率よく仕事をこなしていくことができます。

なぜ「ごはん」がいいかというと、コメのでんぷんに多く含まれる糖質は比較的ゆっくり消化されるので、血液中のブドウ糖の濃度（血糖値）が長いあいだ保たれ、次の食事タイムのお昼頃になるまで、脳の細胞に十分な栄養を供給できるからです。

仕事でも勉強でも、いちばん作業効率がいいのは午前中です。ただし、朝食を抜くと能率は上がりません。朝食をとらないで朝から活動すると、ブドウ糖を補給せずに脳を働かせることになるので、頭の働きが悪くなってボーッとしてきます。

実は、**脳は酸素とブドウ糖だけをエネルギーとして使います。**ブドウ糖は食べ物からとるしかなくて、ごはんやパン、麺類などのでんぷんのなかの糖質が消化吸収され、最後はブドウ糖という糖の形になり、体の細胞で利用されるのです。

とはいえ、ブドウ糖が極端に多いものが朝食に向いているわけではありません。頭が疲れたときにアメやチョコレートを食べるのは脳にとって悪くはなくても、それらの糖質は消化吸収がはやいので、その場しのぎの効果しかないのです。**食後3〜4時間ほど脳を働かせたいのなら、糖質をゆっくり摂取できる「ごはん」がベスト**でしょう。

朝食を食べてから3〜4時間ほど経過した正午近くになると、栄養がそろそろ切れてきますが、そこで昼食をとってエネルギーを補給すると、脳はまた元気に働けるようになります。

ただし、昼食をとっても午後は作業能率が少しずつ落ちてきます。夕刻以降は創造力や思考力が必要になる仕事よりも、決まりきったものを事務的にこなしていくほうが効率的です。

脳にはエネルギーを備蓄する機能がない

なぜか脳内にはすぐに使えるブドウ糖を蓄えるところがありません。そのくせ脳がいちばんの食いしん坊で、血液中のブドウ糖の濃度（血糖値）が十分でないと活発に働かないし、ブドウ糖が行かないようになるとすぐに死んでしまいます。

そうなっては困るので、栄養が足らなくなると、脳には最優先で送られるしくみになっています。2〜3日食べなくても、血液中に糖があると脳に最優先で送られますが、それでもきちんと食べない状態をつづけると、脳の働きはどんどん低下します。

こうした非常事態には、肝臓や筋肉などにグリコーゲンという形で蓄えられている糖質がブドウ糖に変わり、血管内に血糖として放出されます。また、体内の脂肪も糖に分解されて供給されます。しかし、それが脳に届くまでは栄養不足の状態がつづきます。

私たちが「おなかがすいた」と感じるのは、体が「エネルギーを補給してほしい！」という信号を発するからです。血液中のブドウ糖のレベルが低下した（血糖値が低い）ことを感知して、「このままでは危険だ！」という注意信号を出すのが脳というわけです。

栄養が足りないとフルに働く力は出ません。朝食を抜くと、子どもは授業に集中できないばかりか、我慢して授業を聴くという抑制力も働かなくなります。大人は仕事でミスを連発することになってしまいます。

また、朝食を抜くなどの極端なダイエットをすると、体だけでなく、脳にもよくありません。朝ごはんを食べないと体が飢餓状態になって、かえって脂肪をためこみやすくなり、食事の回数が少なくても太ってしまうのです。

「朝型」が脳のバイオリズムにかなっている

脳がもっともよく働くのは午前中です。それからだんだん働きが低下し、夜にはあまり働かなくなり、午前4時には最低になります。そこで折り返してまた急激に上がっていきます。脳も体もこのリズムを繰り返すことでは同じです。

夜のほうが能率が上がるという人がいますが、夜の1時間は午前中の30分と同じ程度しか能率は上がらないと考えられます。思考力や創造力を発揮しなければならない勉強や仕事はとくに前頭前野を使うので、午前中に限ります。

ただし、午前4時頃に無理をするのはよくありません。この時間は、体内の副腎皮質から出るステロイドホルモンという生命維持に必須のホルモンの量が少なくなるので、この時間帯に無理をすると、健康な大人でも突然死することがあるからです。

脳が活動しはじめる朝の5〜6時に起きて朝食をとり、6〜7時頃から勉強や仕事をはじめるのが、脳の働きからするとベストでしょう。

脳トレーニング

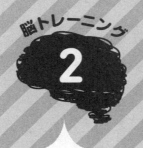

2

歯をブラッシングしながら、頭のなかで回数をかぞえる

自分の心の声を聞くと前頭前野が働いて、脳がすっきりと目覚めていく

脳の活性化と歯の健康との一石二鳥をねらおう

朝、歯をブラッシングしながら、その回数を頭のなかでかぞえます。心の声を聞くだけで脳がすっきりするし、歯みがきの回数もきちんと把握できるので一石二鳥です。

たとえば**2往復を1とカウントするなどの工夫をして、声に出さないで数をかぞえるだけで脳はすごく活発に働きはじめます。**それが脳のウォーミングアップとなるので、眠気がサーッと消えるのはもちろん、仕事や勉強でフルに活動するための準備ができます。

しかも、長時間かけてやる必要はありません。ごく当たり前の歯みがきを数をかぞえながらやるだけですから、ちょっと緩急をつけたり、歯ブラシの向きを加えるのに何秒か中断したりしながら、4分ほどブラッシングを続ければ十分でしょう。昼食後にも2～3分やると、仕事への気持ちが一新できます。

ガムを噛みながら数をかぞえても同じ効果は得られますが、場所をわきまえないとマナー違反になります。

数の概念をもっている動物はヒトだけ

私たちの脳はなぜか「数」が大好きです。

たとえば1から10までの数を、声に出さずにかぞえただけで、脳の「ことばの意味を理解しようとする」ウェルニッケ野という場所や、「ものを見るときに働く」視覚野、「いろいろなものの形や名前がしまわれている」下側頭回などが活発に働きはじめます。もちろん、「もっとも程度の高い働きをする」前頭前野も活性化します。

下側頭回というのは側頭葉にあって、「1」は●を、「2」は●●を、「3」は●●●をあらわす、という数字の意味がしまわれていると考えられています。

常識的には、頭のなかで「1から10までの数をかぞえる」よりも、頭のなかで「人に向かって話す」ほうが脳をたくさん働かせるように思えます。

ところが事実は逆で、数をかぞえるという簡単なことをしたほうが、脳の各部がいちだんと活性化するのです。

では、頭のなかで「101から110までかぞえる」とどうなるかというと、「1から10までの数をかぞえる」よりも、前頭前野の働きがさらに活発になるのです。

そこで、**歯をみがく場合も、100の位の数までかぞえるほうが脳のウォーミングアップ効果が高まる**と考えられます。

計算が得意な人ほど数をとなえるスピードが速いという実験データもあるので、「いくつかぞえられた？」という記録をとるのもいいでしょう。

子どもの「お風呂の算数」というのがあって、「100までかぞえてから出ようね」などといわれた経験があると思います。数詞をとなえるだけで脳が活性化するのですから、「お風呂の算数」をすると頭の体操になるのはまちがいありません。

脳トレーニング

3

目にしたチラシや看板の文章をできるだけ速く黙読する

意味のわからない文章を黙読しても、前頭前野がみるみる活性化する

2〜3分黙読するだけで記憶力がアップ

通勤通学途中で目にした電柱の文字や看板の文章などをスピードを上げて黙読すると、左右の脳の前頭前野が鍛えられます。

電柱や看板にあきたら、駅頭などで配られるティッシュの文字を読みます。「借りすぎに注意しましょう」とか「講師は全員ネイティブスピーカーの外国人」などのコピー文を声に出さないで、すばやく数回繰り返すと、脳のウォーミングアップになるのです。

音読するともっと前頭前野を働かせる効果がありますが、ひとりでブツブツいうとおかしな奴と思われかねないので、街中や駅頭では黙読にとどめたほうが無難でしょう。

文などを黙読すると、目から情報が入力されるので「ものを見る働きをする」視覚野のほかに、「漢字の知識の引き出しがある」下側頭回、「ことばの意味の引き出しがある」角回《かくかい》、などが左右の脳で活発に働きます。

さらに不思議なことに、声を出していないのに「耳で聞いた話しことばを理解するときに働く」左脳のウェルニッケ野が働くのです。心のなかで声に出して読み、それを聞いてことばの意味を理解しているということかもしれません。

そして黙読のスピードが速くなると、たくさんの文字を見ることになるので、視覚野や下側頭回がさらに働きはじめます。左脳のウェルニッケ野の活動も広がることから、**速く黙読すればするほど、それに応じて脳の活性化が加速される**ことがわかります。

もちろん「もっとも程度の高い働きをする」前頭前野も、左右の脳で、活発に働きます。この黙読による脳の働きかたは音読よりも少ないとはいっても、**1日5分の黙読を長期間続けていくと、脳が鍛えられ、さらに記憶力が強化される**と考えられます。

意味のわからない文章を読んでも脳は鍛えられる

さらに不思議なことに、意味がわからない文章を読んでも、意味がわかる文章を読んでいるときと同じように、脳は働きます。難しくてちんぷんかんぷんの文章であっても、とりあえず読むと、前頭前野を鍛えることができるのです。

ただし、スピードを上げて意味がわからない文章を黙読しても、視覚野や下側頭回がたくさん働くだけで、脳の働きは通常速度とあまり変わらないことも同時にわかっています。スピードを上げて黙読する効果が脳に見られるのは「意味のある文章」だけなのです。

ちなみに、江戸時代の寺子屋教育にはそういう要素があったようです。

寺子屋では、庶民の子どもに『論語』の素読やそろばんをさせました。素読とは、意味を考えないで文字だけを声を出して読むことで、その「読み・書き・そろばん」という基礎技術の反復トレーニングが脳を大きく育てたのではないか、と考えられるのです。

孔子とその弟子たちの言行録である『論語』は意味のある文章なので、それをリズミカルに素読することで鍛えられた江戸の庶民や明治の人たちは、現代の私たちよりもはるかに大きなことを成しとげられたのかもしれません。

では、マンガの文章を真剣に黙読するとどうなるでしょう。

結論をいうと、マンガをじっくり黙読しても前頭前野はあまり働きません。おそらく絵の意味やコマの送りを理解することのほうに働くので、文章を読むことへの前頭前野の働きかたが少なくなるからだと考えられます。

これはすぐに検証できます。たとえば小説を音読すると脳をすごく働かせるので、5~10分くらいでへとへとに疲れてしまうものです。黙読も、あまり長くは続けられません。

ところが、マンガだと1時間以上は平気で黙読できることからもわかります。どうやら、頭が疲れたと感じるのは前頭前野がたくさん働いたときで、疲れを感じないのは前頭前野が休んでいるからのようです。

だとすると、マンガは頭のトレーニング用ではなくて、疲れた脳を休ませたいときに読めばいいのではないでしょうか。

脳トレーニング

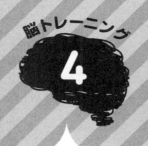

4

知らない通行人の気持ちを顔の表情から読んでいく

日常のパターンを破ることをして
「ことばをつくりだす」と脳がよろこぶ

遊び感覚で次々と「ことば」をつくりだしていく

人の顔を見て、その人が現在どのような気持ちかを読もうとすると、前頭前野を使います。この人はいま楽しそうだな、こわばった表情なので怒っているのかな、なんだか悲しそうだな、などと遊び感覚でやるだけでいいのです。

職場や学校ではさしさわることもあるので、昼休みに外へ出たときに、すれちがう通行人や、公園のベンチや芝生などで休憩する人たちを対象にするとよいでしょう。

ランチタイムには食欲がもろもろの欲求を圧倒して、職場モードの「つくった表情」が薄まります。すると、その人に固有な感情の下地のようなものが顔つきに出てきます。それを見て頭のなかで考えるだけなので、プライバシーを侵害することもありません。

苦虫をかみつぶしたような顔、トロンと放心気味の目つき、周囲をねめつける視線、ふっくらと血色のよい頬、神経症のような落ちつかないしぐさなどを

観察して、その表情が意味するものを「読もう」と努力して「ことばをつくる」という手順です。

笑いひとつにも、ふくみ笑い、うなずき笑い、お愛想笑い、ひきつり笑い、追従笑い《ついしょう》などバリエーションは多彩なので、その気持ちのちがいを「読む」のは容易ではありませんが、そこは遊び感覚でいいのですから、肩の力を抜いて楽しんでしまいましょう。

といっても、4〜5分くらいで疲れてきます。

人の顔を見ると後頭葉の「ものを見るための場所」視覚野が働きますが、その人はタレントの誰かに似ている、犬のチワワに似ている、アザラシのタマちゃんに似ている、などと連想をつなげていくと、脳のいろいろな場所がたくさん働きはじめます。

それに加えて気持ちまで読んで、それを「ことば」にしようとすると、「脳のなかでもっとも程度の高い働きをする」前頭前野を活発に働かせるので、4〜5分も集中を続けるだけで脳はかなり疲労してしまうのです。

脳トレーニング

5

利き手でないほうでグーチョキパーをする

手と脳のつながりを逆手にとって、前頭葉にふだんとちがう刺激を与える

左利きの人の大脳は「両利き」だった

利き手ではない手を使うと、大脳の前頭葉にある「筋肉を動かす命令を出す」運動野を、左右両側ともよく働かせることができます。

あなたが右利きの場合は、頭のなかで「パーグーチョキ」とか「チョキパーグー」と思い浮かべながら、左手の指で、その順序どおりにジャンケンの形をつくるのです。

頭のなかで自分の声を聞くだけでも司令塔の前頭前野が働きますが、それに加えて「筋肉を動かす命令を出す」運動野を活動させるのです。慣れてきたら徐々にスピードを速めていって、筋肉が疲労しすぎない程度で終了します。理由はよくわかっていませんが、こうした手指の運動は眠気をさますために有効です。

この利き手と大脳とのつながりで、興味深いことを発見しました。たとえば、完全な右利きの人が右手を動かしているときには、左側の大脳の運動野だけが活動します。動かす手と、命令を出す大脳の「左右が逆になる」のです。

ところが、完全な右利きの人が左手を動かしているときには、動かす手とは逆の右側の大脳の運動野だけでなく、左側の大脳の運動野までもが活動するのです。つまり、**非利き手を動かすときには、「両側」の大脳の活動が必要になる**ことがわかったのです。

これについて、私は次のように考えています。

動かす手と、筋肉を動かす命令を出す大脳は左右が逆なので、右利きの人の大脳は左側のほうが運動のコントロールを得意にしています。右の利き手を使えば使うほど、反対側の左の大脳にある運動野が鍛えられるのでしょう。

しかし、右利きの人があまり使わない左手を動かそうとしても、右側の大脳の運動野は運動のコントロールがあまり得意ではありません。そこで、運動のコントロールが得意な左側の大脳が、右側の大脳を手助けしようとして活動するのです。

もっとおもしろいのは、左利きの人の場合です。左利きの人は、右手を動かすときも、左手を動かすときも、左右両側の大脳の運動野が活動することがわかったのです。左利きの人の大脳は、両利きだったのです。

そこで私は仮説を立てました。左利きの人は両側の大脳を運動のコントロールに使えるので、右利きの人よりも運動をコントロールする能力が高くなり、右利きの人よりも得なのではないか。スポーツに向いているのではないか、と考えたのです。

次に、プロ野球の代表的なピッチャーの左利きの割合を調べたところ、強い左利きと思われる人が30%もいたのです。ただし、これは私か好きな読売ジャイアンツと、セ・リーグのもう1チームを対象にしただけなので、その割合は絶対的といえません。

しかし、およそ10人に1人が左利きといわれ、この割合は国や文化、人種によるちがいがないとされます。それからすると、左利きのほうが運動に向いているらしく、しかも腕や手の細かい運動が必要な野球やテニスなどの球技で、得であるのは事実のようです。

あなたの「利き手率」を知っておこう

手を使って何か作業をするときに、よく使うほうの手が「利き手」です。なぜ人に利き手があるのか、どうして右利きと左利きの割合が一定（10人に1人が左利き）なのか、その理由はまだわかっていません。しかも、何万年もの大昔に描かれた絵の線の引きかたや、石器の形を調べてみても、この割合は変わらないことが知られています。

ここで「エジンバラ式利き手調査表」を紹介しておきます（次ページ表参照）。1～10の項目に答えて、説明にしたがい、利き手率を計算してみてください。

利き手率がプラスの人が右利き、マイナスの人が左利きです。そして、プラスの数字が大きいほど強い右利き、マイナスの数字が大きいほど強い左利きとなります。

完全な右利きの人は利き手率がプラス１００％に、完全な左利きの人はマイ

エジンバラ式利き手調査表と、利き手率の出し方

		右	左
1	文字を書く		
2	図形や絵をかく		
3	ボールを投げる		
4	はさみを使う		
5	歯ブラシを使う		
6	ナイフや包丁を使う		
7	スプーンを使う		
8	マッチを使うとき、マッチ棒を持つ		
9	両手でほうきを持つときに、上になる		
10	はこのふたを開けるとき、ふたを持つ		

①1～10のことをするとき、ふだん使うほうの手に「十」をつける。
②次に、反対の手を使うことがある場合は、そちら側にも「十」をつける。たとえば文字を書くとき両手を使うことがある人は、右に「十」、左に「十」となる。
③反対の手を使わない場合は、ふだん使うほうに、もう1つ「十」をつける。たとえば文字を書くとき右手しか使わない人は、右に「十十」になる。
④「十」1つを1点として、右の合計点と左の合計点を出す。
⑤合計点をもとに、次の式で、利き手率を計算する。
利き手率（%）＝（右の合計点ー左の合計点）÷（両方の合計点）×100

ナス100％に、マイナス50％からプラス50％のあいだの人は、両手利きといえます。

ところで、会議中などに眠くなったときは、ボールペンを指先でくるくる回す、左右の手を組み合わせて指をいろいろに動かす、などをすると眠気が消えていくような感じがします。大脳のいろいろな場所が働くので、頭がすっきりしてくるのです。

しかし、指先をくるくる回す運動をしても、「頭のよさ」に関係する前頭前野はあまり働かないので、「頭をよくする」効果まではのぞめません。

ただ、食事にはスプーンやフォークよりも、はしを使うほうが大脳の働きが活発になることは明らかです。その場合も、利き手でないほうではしを使うとより効果的ですが、器用さには個人差があるので、苦痛にならない程度にとどめておきましょう。

脳トレーニング

6

電車内の中吊り広告の内容をどこまで覚えられるかテスト

見出しタイトルなどを覚える努力をして、定着度を答え合わせ

前頭葉を中心とした総合的な大脳活性トレーニング

電車内の中吊り広告もトレーニングに使えます。

ラッシュ時には、女性週刊誌の見出しから芸能界のニュースを仕入れたり、ビジネス誌からはパソコンの情報を得たりできるので、中吊りや網棚サイドの広告は、気分転換のためには格好の読み物になっています。

この見出しや文などを30秒ほどながめて覚えます。連想だろうとこじつけだろうと、やりかたは問いません。自分にもっとも適しているという方法で、**できるだけ正確に、細かい文面や写真まで覚えようと努力してみてください。**

あの人の美人のコツを知りたい、かゆい水虫に○○、イタリア大周遊10日間、今日から始めるパソコン・ウイルス対策、などの惹き文句を片っぱしから覚えていきます。

目を閉じるなどして、頭のなかで反復して記憶を定着させたところで、もう一度ながめて正誤チェックをします。

覚えたつもりのものがあやふやだったり、その逆に自信のないものが正しかったりするので、その日の脳の働きかたの傾向がわかるかもしれません。

これは「ものを見る」視覚野や、「ものの位置や方向を調べる」頭頂連合野《とうちょうれんごうや》も働かせはしますが、それ以上に前頭葉を中心とした総合的なトレーニングになります。かなり脳を疲れさせます。

中吊り広告は、乗客の注意を集めることでその視線を一方向にそろえ、見知らぬ乗客どうしが目と目を合わせるのを防ぐといわれます。

また、座席に坐る人と、吊り革につかまる人とは向かい合ってはいても、高低差のために視線が合うことがありません。どちらも視線を合わせなくすることで、お互いのストレスを軽減させる効果があるといわれます。したがって、他人に迷惑をかけずに脳のトレーニングをすることができます。

過ぎ去る電柱に書かれたナンバーを読む

電車内に立って窓外を見ていると、電柱がパッパッと過ぎ去っていきます。

かつてプロ野球の某スター選手は、その電柱に掲示されている記号や番号を読みとり、駅間に何本の電柱があったかをかぞえることで、動体視力を強化させたと語っています。

その結果、ピッチャーの投げるボールの縫い目が止まって見えたといいます。2000本以上のヒットが打てたのですから、目のトレーニングとしては成功だったのでしょう。

この**動体視力は、モーション・ビジョンという「動きのあるものを見る」側《そく》頭連合野《とうれんごうや》の働きが必要になる**ことがわかったのです。それに加えて、**空間認知力にかかわる「ものの場所や位置を調べる」頭頂連合野もいっしょに働きはじめる**ということが、私たちの実験データに出ています。

つまり、側頭連合野や頭頂連合野がたくさん働くのですから、脳のトレーニング効果があります。ストレートに「頭をよくする」トレーニングとはいえないものの、脳のいろいろな場所を活発にさせて、生き生きモードにすることはまちがいないでしょう。

脳トレーニング

7

ラジオニュースの人物や地域を想起しながら内容を要約する

側頭葉の聴覚入力から開始して、後頭葉、前頭葉をフルに活動させる

電車内で耳からの情報入力で脳を働かせる

ラジオは工夫しだいでトレーニング効果を調整できます。

たとえばエジプト観光に関する情報を聞いた場合は、首都カイロ、ギザのピラミッド群、アブシンベル神殿、ナイル川、オシリス神、ファラオ（王）とミイラ、クレオパトラ、ロゼッタ・ストーン、ヒエログリフなどという「ことば」が押し寄せてきます。これらの要点をまとめて、身近な人に話せるように整理してみるのです。

すると、側頭葉から情報を入力して、前頭葉で整理することになるので、脳を活性化させます。ただし、時間をかけすぎると疲れてしまうので、3～4分ほど集中して、ザッと要約できたところで終わらせましょう。

日本語の文章であるニュースなどを聞くと、左右の側頭葉の「聞こえた音が何であるかを調べる」聴覚野が働きます。やや後ろは「音を聞く場所」で、やや前方は「ことばを聞く場所」ですが、その両方が働くのです。そして、「話しことばを理解する」ためにウェルニッケ野も働きます。

また、実際には目を閉じて聞いていたとしても、後頭葉の「ものを見る」視覚野も働きます。聞きながら、その話の内容を頭のなかに思い浮かべるからです。エジプトの例でいうと、青い空や砂漠、ラクダ、白い民族衣装なども想起されているはずです。

そして、誰かが話しているのを聞いて、それを記憶したうえで他人に話せるよう、簡潔に「ことば」をまとめるので、「脳のなかでもっとも程度の高い働きをする」左右の前頭前野が働きます。

話を聞くだけでも前頭前野が鍛えられるのに、さらに「ことば」に要約するのですから、このトレーニングはかなり高度なものになります。

朝の通勤・通学電車内では、その日の気分や仕事の予定などで、世界情勢もの、政治や経済もの、スポーツもの、芸能ものなどから、1件だけ選択するといいでしょう。

「赤ちゃんことば」が脳を育てる!?

右利きの人が音を聞くと、左右の側頭葉の「聞こえた音が何であるかを調べる」聴覚野が働きます。この場所でいろいろな音を聞き分けているのですが、私たちの実験によって、「音」と「ことば」に関してさらに興味深いことがわかってきました。

たとえば「車が走る音」や「イヌの声」などの実際の音や声を聞いたときには、聴覚野のやや後ろのほうの場所が働き、誰かが話す「車」や「イヌ」ということば（名詞）を聞いたときには、同じ聴覚野でも少し前寄りの場所が働きます。

次に、赤ちゃんことばで車を表現する「ぶうぶう」や、イヌを表現する「わんわん」という名詞を聞いたときには、やはり左右の聴覚野が働き、しかも実際の音を聞き分ける場所と、ことばを聞き分ける場所の、両方が働くことがわかったのです。

この「ぶうぶう」や「わんわん」は車やイヌを意味する赤ちゃんことばでもあり、実際の音をマネたことばでもあるので、両方の場所が働くのでしょう。つまり、**赤ちゃんことばの効用は、左右の聴覚野を広い範囲で働かせ、脳を育てることにある**のかもしれません。

発達途上の脳には、こうした働きかけが有効である可能性があります。

子育て中のお父さんやお母さんは、「ほら、ぶうぶうがきましたよ〜」とか「わんわんがほえていますね〜」などと赤ちゃんに話しかけます。昔からの知恵にしたがったにすぎなくても、それらの特殊な簡略語によるコミュニケーションが、ごく自然に赤ちゃんの脳を活性化させるのですから驚いてしまいます。

ところで、心理学の研究によると、**赤ちゃんには「新しいものを、よろこびながらたくさん見つめる性質」がある**ことがわかっています。新しいものをたくさん見ることで、学習を重ねていくようになっているのでしょう。

しかも、驚いたことには、生まれてたった1日めや2日めの赤ちゃんが、●

（1つ）と●●（2つ）のちがいや、人形のジャンプが1回か2回かのちがいを理解する、ということがわかったのです。

数をかぞえる能力は人間にしかないのですが、どうやら「生まれ持った能力」でもあるようです。

メモ書きするとさらに脳が活性化して記憶力がアップ

ラジオに話を戻すと、**ニュースなどを簡潔にまとめたものを「メモにする」と脳をさらに働かせる**ので、トレーニング効果がいちだんと高まります。

いま実行する人は減ってきましたが、かつては仕事の打ち合わせや商談をするときにメモをとるのは当たり前でした。話の大切なところを聞き漏らさないように、順を追いながら簡略にまとめるには「手書き」のメモをとるのがベストだからです。

脳の働きからいうと、右利きの人が手で文字を書くと、右手の「手指を動かす」左脳の運動野や、頭頂葉の「触っていることを感じる」体性感覚野《たいせいかんかくや》が働きます。

そのほかに左右の脳の「見たものの形を調べる」側頭葉、「ことばの意味を理解しようとする」ウェルニッケ野、司令塔の前頭前野などが活発に働きます。

そのため、手で文字を書く作業を加えると、脳がたくさん働くので、内容がはやく正確に覚えられるし、手短にまとめることもできます。

書くことを繰り返すと、左右の脳がたくさん働いて「ものを覚える」作業をするので効率が高くなり、その結果、記憶力がぐんとアップするのです。

たとえば講演などでは、ただ聞いているよりも、聞きながら講師が黒板などに書くことを写すほうが脳を使っています。さらには、講師の話を聞きながらメモをとると、脳にはさらによい行為であることがわかっています。

脳トレーニング

8

電車の車両番号や広告の電話番号などの数字を計算する

数字を「足す、引く、かける、割る、平方根」などの操作をして1にする

数を「覚える・計算する」と脳が目ざめる

電車内では手軽に「数を用いたトレーニング」ができます。

ある数字を、順番に、正確に覚えようとするだけでも、脳がたくさん働くので絶好のウォーミングアップになります。そして、ある一連の数字をもとにして四則計算（足す、引く、かける、割る）によって答えを出すようにすると、さらに脳は活性化します。

たとえば「5、3、6、1、0、9、7、8」という**数字を、その順番どおりに覚えようとして頭のなかで何度もとなえる**と、前頭前野の「ものごとを覚えていようとすると働く場所」が活性化して、前頭葉のトレーニングになるのです。

すでにトレーニング2の「歯のブラッシング」のメニューでふれたように、数をとなえるだけで脳のいろいろな場所が働きますが、それに加えて、前頭前野から「忘れないように！」という指示が出されるので、記憶がきちんと定着するのです。

ちなみに、長くても数分しか覚えていられない数字などは、5個から9個までのあいだということが、百年も前の心理学の研究でわかっています。市外局番をのぞいた電話番号が、多いところでも8ケタ以内になっているのは、そうした理由からです。

ただし、何度も繰り返して覚えようとすると、脳のなかで、記憶を取り出す命令をする場所と、記憶がしまわれている場所を結ぶ回路ができて、8ケタ以上の数字でもきちんと覚えてしまうことができます。

次に、「5、3、6、1、0、9、7、8」という**数字を四則計算（足す、引く、かける、割る）や平方根を求めることで、答えを「1」にしてみます。**

答えが出せれば「それでよし！」なので、ある方法を試してみて、行きづまったらやり直せばいいのです。

前半の「5、3、6、1」では、5引く3は2、6割る2は3、3引く1は2なので、「2」でやめます。後半の「0、9、7、8」は、9の正の平方根は3、0足す3は3。この3から、8引く7の答えの1を引くと「2」。前者と後者の「2」どうしで割り算をすると、答えは「1」になります。

要領がわかると1分もかからないので、3つ～4つ試してみるといいでしょう。

電車内には、改めて見回すと、数字があふれています。車両番号は暗号のように秘密めいているし、広告にはフリーダイヤルの「0120-○○○-○○○」が列記されています。切符にも数が印字されているので、「覚える・計算する」ための素材に事欠きません。

「難しい計算」より「習熟した計算」のほうが脳を活性化

私たちのデータによると、「**すでに十分に学習して、すらすらできるようになった計算問題をする**」と、**左右の脳で前頭前野が働く**ことがわかっています。

1ケタの数の四則計算はとっくに習熟しているレベルなので、脳のウォーミングアップに最適なのです。

勉強を例にとると、授業ですでに習ったことをたくさん復習して、すらすらできるようにすると、前頭前野が左右の脳でたくさん働くようになります。繰り返し練習すると、習ったことがしっかり身につくばかりか、頭をよくする効果まであるのです。

この効果を逆用して、十分に習熟した計算などを授業の前に、ほんの短時間だけ集中してやってみると、「もっとも程度の高い働きをする」左右の前頭前野がどんどん活性化するので、新しく習う内容がよくわかるようになる可能性があります。

ところが、新しい内容の計算を考えながら解こうとすると、前頭前野が左脳のみで働いて、右脳ではそれほど働きません。右利きの人がことばをあつかうと左脳を使うので、おそらく、難しいことを「ことばを使って考える」ことに左脳が使われてしまい、右脳が働くレベルにまでいかないのだと思われます。

ですから、**毎朝の電車内で、ある一連の数字を「覚える・計算する」トレーニングを習慣化させると、仕事や勉強がうまくいく**可能性が高くなるのです。

脳トレーニング

9

歩調に合わせて数をどんどんかぞえていく

歩きながら、前頭前野を中心に脳を活性化させることができる

頭のなかで数をかぞえていくだけでいい

数をかぞえると、左右の脳で、前頭前野が活発に働きます。

頭のなかで「1から10までの数をかぞえる」だけで、左右の脳の前頭前野では、いろいろな場所が活性化します。また、位を上げて「101から110までの数をかぞえる」と前頭前野がさらに活性化することがわかっています（トレーニング2）。

さらには、前頭前野のほかに、「ことばの意味を理解する」ウェルニッケ野や、「ものを見るときに働く」視覚野、「いろいろなものの形や名前がしまわれている」下側頭回、「ことばをつくりだす」ブローカ野、「体をどのように動かすかの作戦を立てる」運動野なども活発に働きはじめます。

つまり、どんどん数をかぞえていくだけで、脳のトレーニングができるのです。

歩調に合わせて、100の位までかぞえていって、999に到達したところ

で、**もう一度1からはじめる**のもおもしろいと思います。街中の交差点を曲がったり、歩道橋の階段を昇降するのを区切りにするなど、**風景や動作の変わり目を意識しながら、メリハリをもたせてやっていく**と、ゲーム感覚を盛りこむこともできるでしょう。

また、計算が得意な人ほど数をかぞえるスピードが速いという実験データがあるし、1ケタの数どうしの足し算などの単純計算では、一所懸命になってスピードを上げて計算したときのほうが脳がたくさん働くことがわかっています。

要するに、**できるだけ速く数をかぞえていくほうが効果は大きい**のです。たとえば、1から120までの数を声に出してかぞえるテストでは、45秒で中学生レベル、35秒で高校生レベル、25秒を切ると理系の大学生レベル、という結果が出ています。

なぜ、数をかぞえるだけで脳が活性化するのか？

ヒトはサルから分かれて徐々に進化してきました。その過程で、私たち人類の祖先とサルとを決定的に分けたのは、コミュニケーションの手段としての「ことば」をもったことです。これは革命的な変化といえるもので、「ことば」によって、複雑で高度なものごとを、時空を超えて伝えることができるようになったのです。

また「ことば」は思考のもとなので、考える機能も爆発的に高まっていったはずです。考える機能の高まりが前頭前野を大きく発達させたのか、それとも前頭前野が発達したから「ことば」をもつことができたのか――これは難問ですが、「ことば」の獲得によってヒトはほかの動物と大きく分かれることになったのは疑いようがありません。

それに続く革命的な変化は、「数」の概念をもったことです。

私たちの祖先の脳は、数を扱えるようになったことで、自然を知り、味方につけ、それを利用する道具（自然科学の知識）を得たのです。そして、これらの道具を使うことによって、「数を扱う能力」が鍛えられ、さらに前頭前野が発達していったのです。

そのときの発達のなごりが脳のなかに、おそらく遺伝子に書きこまれる形で残っているのではないか、と私は考えています。

「ことば」や「数」を扱うことは、ヒトの脳がそれまでもっていた部分とはまったく異質で、とても高度で大切なことだったので、脳にとって「ことば」と「数」が特別の存在になっているのではないかと考えられるのです。

そのため、単に「数をかぞえる」だけで脳が活性化するのだと思います。

さらにいうと、「ことば」や「数」はもともとは乳幼児の脳を発達させるためのスイッチではなかったか、人間が人間として発達してきた脳を働かせる遺伝子のスイッチをONにする行為ではないか、とも考えられるのです。

乳幼児が「ことば」に触れたり、「数」に触れたりしたときにスイッチが入って、前頭前野を含む脳を刺激して大きく成長させ、脳をより容易に使えるようにする――ここに人として成長する大きなしくみがあるのではないか、そのしくみが大人になってもずっと残っているので、音読や計算をすると脳が働きはじめるではないか、ということです。

脳トレーニング

10

ポケットの硬貨の表裏を指先の感触で判別してみる

「集中力」を養い、
脳の効率的な使い方のコツを身につける

集中すればするほど、効率がよくなる

ポケットのなかの百円玉を、どちら側に100という数字が書いてあるか、指先の感触だけで判別してみてください。

頭頂葉の「触られたことを感じる」体性感覚野と、「ものの位置や方向を調べる」頭頂連合野の働きをよくするトレーニングができます。

壁や天井をボーッとながめたり、目を閉じたりしたほうが判別しやすいような気がするのは、触ることに集中すると、脳のなかでは後頭葉の「ものを見る」視覚野や、側頭葉の「目にしたものが何であるかを調べる」下側頭回の働きが低下するためです。

この1〜2分間の触覚トレーニングは前頭葉を働かせないので「頭をよくする」効果はのぞめませんが、そのかわりに、脳の効率のいい使いかたのヒントが体得できます。

脳には「ひとつのことに集中すると、その他の余分な場所の働きをおさえこ

む」という性質があります。そのため、指先の感触に集中しようとすると視覚からの入力活動がじゃまになるので、目を閉じたり、目の焦点を合わなくさせたりなどの調整をするのです。

ひとつのことに集中すると脳のほかの場所の働きが低下するということは、**集中すればするほど、その「ひとつ」の能率がどんどんよくなる**ことを意味します。あれもこれもと欲ばるよりも、課題をひとつずつ解決していくやりかたのほうが効率はいいのです。

また、不必要な音をシャットアウトするのも工夫のひとつです。

ラジオやテレビから音楽の歌詞や会話などが聞こえると、「聞こえた音が何であるかを調べる」聴覚野などが働いてしまい、脳の活動がじゃまされるので、集中できなくなります。**ラジオやテレビを切って、耳ざわりな音を消すと脳は働きやすくなる**のです。

ちなみに、私が論文を書くときは、どんな音にも脳の活動がじゃまされないように、耳せんをします。音をカットすると、脳を集中して使えるので、とてもはかどります。

「ながら仕事・ながら勉強」は脳を混乱させる

ラジオやテレビをつけながらの「ながら仕事・ながら勉強」は脳の活動をじゃまするので、能率が低下する——これは簡単な実験で確かめることができます。

まず無音の状態で、1ケタのたし算、引き算、かけ算の問題から任意のものを50問程度選び、答えを口に出してスピードを上げて解いて、秒針のある時計で所要タイムを計ります。

次に、テレビをつけて、流れてくる「ことば」が何をいっているのかを注意して聞きながら、同じ計算問題をやって、同じく所要タイムを計ります。

まったく同じ問題を解くので、慣れている2回めのほうがスピードアップするように思えますが、実はテレビをつけない1回めのほうがタイムがよいのです。これは、テレビの音を聞くと「仕事や勉強」のための脳の活動がじゃまされることの証明です。

2回めのほうがタイムがよかったという場合は、テレビで何をいっていたかを思い出そうとしても、ほとんど思い出せないものです。計算をするために、テレビの音に注意が向かないように脳が働いて、ちゃんと聞いていなかったことがわかります。

このことから、ヘッドフォンで音楽を聞きながら、人ごみのなかを歩いたり自転車に乗ったりするのは危険と隣り合わせであることがわかります。注意力や観察力が低下して、情報の入力のしかたが鈍くなり、判断力や運動能力などが損なわれるからです。そもそも「ながら運転」が安全であるはずなどありません。

また、車を縦列駐車させるときに、カーラジオのスイッチを切った経験がある人もいると思います。ギアをバックに入れて、後方に注意を集中しようとすると、音楽などがとてもじゃまに感じられるものです。これも同じような脳の働きのせいです。

PART 2

昼、脳を鍛える

脳トレーニング

11

坐っている相手には必ず自分も坐って視線を合わせて話す

自分も相手も前頭葉が活発に働くので、コミュニケーションが良好に

視線を合わせるだけで、お互いの脳がよく働くようになる

会社や学校でうまくコミュニケーションするコツは、たとえば坐っている人に話しかけるときは自分のほうも坐って、視線の位置を同じにもっていくことです。**お互いに相手の目を見ると、それぞれの前頭葉の働きが高まるので、すべてがよい方向へと展開**します。

まさしく「目は口ほどにものをいう」が実感できるはずです。

上司に呼ばれたときは、起立したままよりも、「よろしいでしょうか？」と断ってから椅子に坐り、自分の体の位置を下げて、視線を合わせて話すようにします。それだけで脳が活発に働きはじめるので、ほんの短時間で実りのある話し合いができるでしょう。

他人行儀に目をそらしていると、「要領を得ない部下だな！」とか「上司のわからず屋め！」などというギクシャクした雰囲気が生まれるだけです。

このトレーニングは、時間や回数にこだわらずに行なうことができます。

コミュニケーションとは、人間が互いに意思や感情、思考などを伝達し合うことなので、そっぽを向いていてはできないものです。視線を合わせるだけでそれが良好にできて、さらに前頭葉が活性化するのですから、これほど効率のいいトレーニングはありません。

非言語のコミュニケーションでも脳は活性化する

相手の目を見ながら会話することを心がけると、言語によるコミュニケーションだけではなく、非言語的なコミュニケーションをすることにもなります。「ことばの調子」や「顔の表情や動作（ジェスチャー）」などが非言語的なコミュニケーションで、これらと言語とを組み合わせることで、より人間らしいコミュニケーションができるのです。

言語によるコミュニケーションと非言語的コミュニケーション、脳の働きから両者のちがいを考えてみましょう。

言語によるコミュニケーションの場合、人の話を聞いていると、脳の音声入力の部分が働くだけではなくて、「ものを見る」視覚野も働きます。話を聞くだけで、実際には見ていなくても、脳内で「ことば」から誘発される視覚的なイメージを見ているのです。

同じ言語のコミュニケーションでも、自分が話をするときはちがいます。自分が話すと、「話す」という行為と、自分の声を「聞く」という行為を同時に行なうことになるので、「聞こえた音を調べる」聴覚野も働きます。また、話を組み立てるときにイメージがふくらんでくるので、視覚野も働きます。

つまり、脳全体が働きます。そのため、「聞く・話す」ことで脳が鍛えられるのです。

非言語的なコミュニケーションの場合は、話している相手の表情や動作、声の抑揚などから、相手の心のありかたや気持ちを推測します。そのときに、右利きの人では、右脳の前頭葉の「ことばをつくりだす」ブローカ野のあたりが主に使われます。

一方で、自分自身がジェスチャーをしたり、顔の表情をつくったりするときには、右利きの人では、右脳の側頭葉の後ろの「ことばの意味を理解しようとする」ウェルニッケ野のあたりが活躍しています。

これらの非言語コミュニケーションは、右利きの人は右脳が分担していますが、左利きの人は左脳が分担するとはかぎりません。

「ことば」をつくりだす脳は、右利きの人では90％以上の人が左脳でつくりだします。ということは、右利きの人の10％弱は右脳で「ことば」をつくりだしているのです。左利きの人は、右脳と左脳とでほぼ半分半分の割合になっています。

ようするに、**人と人との会話は言語と非言語のコミュニケーションの合体に他ならないので、右利きの人も左利きの人も、左右の脳を使いながらやっているのです。**

子どもや赤ちゃんとも視線の位置を同じにしてみよう

また、子どもに話しかけるときも、自分の膝を折って、体の位置を下げて、子どもと同じ視線の位置にもっていくことが大切です。**子どもの目をじっと見つめ、子どもにも自分の目を見せてやると、お互いの脳がよく働くようになります。**

育児においては、よく「赤ちゃんの気持ちになって……」というやりかたが奨励されたりするようですが、そうではなくて、子どもと視線を合わせるといいのです。

赤ちゃんはまだ前頭前野が十分に発達していないので、その気持ちや心のありかたを推測するのは、もしかすると、できない相談かもしれません。

「その気持ちになる」のは難しくても、お互いに視線を合わせると、目のなかに幸せが宿っているようで、赤ちゃんも育児する側の人間も、リラックスした気分になれます。

これはペットなどでも同じです。

脳トレーニング

12

電話やメールより、できるだけ多くの人と直接話をする

数十秒の小さな会話を増やすだけでも前頭前野が鍛えられる

「脳」は経験によって学習し鍛えられる

お互いの目を見つめて話すだけで前頭前野をよくする効果があるのですから、一歩すすめて、できるだけ多くの人と会話をするとさらによくなります。脳のトレーニング効果がもっと大きくなって、人とコミュニケーションする力まで鍛えられます。

ささいな用件であっても、時間に余裕があるときは、電話の社内回線や電子メール、ケータイなどを使わないで、相手のところまで出向いていって、面と向かって口で伝えるといいのです。話すときの調子や身ぶりなどを加えると、その非言語によるコミュニケーションがさらに脳によい刺激を与えるので、仕事もうまくはかどるでしょう。

お笑い芸人のように不必要なほど「おしゃべり」になったり、気のきいたギャグを飛ばしたりする必要はありません。**脳にラクをさせないで、目と目を合わせて、数十秒の小さな会話を重ねていくだけでいい**のです。

なぜなら、脳は経験によって学習するからです。つまり、使うことによって一段とフットワークが鍛えられるのです。**いろいろな人とコミュニケーションする経験を積み重ねていくと、ますます「よい働き」ができるようになる**のはまちがいありません。

いまの若者たちや子どもたちは非言語コミュニケーションは比較的得意ですが、ことばのコミュニケーションは苦手のようです。その反対に、年配者はことばのコミュニケーションはうまくても、非言語コミュニケーションがへただったりします。

両者をうまく組み合わせると、仕事の能率が向上するだけでなく、お互いの「頭がよくなる」のですから、苦手はなくしたほうがいいでしょう。その準備として、まず家族内での会話がはずんでいるかどうかを、胸に手を当ててよく考えてみてください。

実は、**家族を相手にいろいろな話をすることが、コミュニケーション力をつけるために、いちばん効果的ですぐれたやりかた**だからです。

家族との会話が脳の活性化にいちばんいい

家庭と会社や学校とで態度がガラリと変わる人もいるでしょうが、外で無口な人は、やはり家庭でも口数が少ないのではないでしょうか。会話が少ないと、静かでよい面もあるかもしれませんが、家族全員の脳を活性化するチャンスをみすみす失っているのですから、もったいない話です。

家族だと同じ人とばかり会話することになるので、すぐに刺激に慣れてしまうのではないかと思うかもしれませんが、それは心の持ちかたしだいです。誰しも毎日それぞれちがう生活をしているのですから、話題に不足するはずがないのです。

家族との会話が脳にもっともいいのは、想像するに、気心が知れていて安心しているので、脳がリラックスしてよく働くからではないでしょうか。しかし、なぜそうなのかは実験的にはある程度わかってきましたが、まだきちんと証明できていません。

家庭でひんぱんに会話をして、みんなの意思疎通がうまくいったところで、その効果を仕事場に持ちこめばいいのです。家庭内がうまくいっている人の会話には前向きで楽しい要素が多いので、忙しい思いをしている人たちを勇気づけることでしょう。

脳トレーニング 13

嫌いな人とコンタクトするときは電子メールですませる

視線を合わせるのもイヤな人と会話すると、脳が働かなくなる

ムリな笑顔をつくるとストレスがたまる

視線を合わせて話すと脳はよく働くのに、苦手な人や嫌いな人を相手にすると、脳はあまり働かなくなります。そこで、電子メールを使って、イヤな人の顔を見ないでコンタクトするのも利口なやりかたです。

心身のストレスから自分を守るのは悪いことではありません。

いくら努力してもウマが合わない人を前にして、視線の位置を同じにして、お互いの前頭葉を働かせようというのはムリな話です。理想はそうであっても、むしずが走るような努力をしたあげくに、かえって心身の不調を招いたのでは本末転倒です。

イヤな人と話そうとすると前頭前野が働かなくなるのを「自然の摂理」とみなして、顔を合わさないまま、同じように前頭前野を休ませてしまう電子メールで伝えたい内容を送りつけて、事務的に処理していくほうが得策でしょう。

不思議なことに、パソコンやケータイ電話などの**IT（情報技術）機器を使**

うと、「ものを見る」視覚野、「聞こえた音が何であるかを調べる」聴覚野、「体を動かす」運動野などは働くのに、司令塔の前頭前野は働かなくなるという現象が起きます。

このIT機器を使うことで、脳をあまり働かせないでも作業ができるようになり、生活は便利になりました。ところが、脳の負担が軽くなったのはプラスといえても、IT機器にどっぷりはまるとマイナスになることが、最近の研究でわかってきたのです。

PART3の脳トレーニング26で、テレビを視聴すると前頭前野の働きが低下して、じっと目を閉じているときよりもさらに働きが悪くなることを説明しますが、実はこの現象は多くのIT機器についていえることなのです。

「すべてのIT機器は脳を休ませる」という事実を逆活用

コンピュータゲームをやっても前頭前野は休んでしまいますが、疲れたときに脳を休ませるためにテレビを見ると気分転換できるのと同じで、遊びは遊びとして楽しめばいいのです。

インターネットで誰かとつながるのも、それが余暇の過ごしかたのひとつとして選択されたものであれば、しょせんは遊びと割りきることです。要はＩＴ機器は「脳を休ませる」と自覚して、バランスを崩さなければいいのです。

とはいっても、あらゆるシーンでＩＴ機器は欠かせないものになっています。文明の進歩とは、人間にとって便利をもたらし、ラクになる方向に進むことだと定義してもまちがいではないでしょう。

ＩＴ機器のおかげで脳にラクをさせ、負担をかけずに知的な仕事が、しかも質と量との両面でできるようになったのです。そういう意味では、文明の発達とともに身体能力が退化してきたように、ＩＴ機器が脳の仕事を代行するようになればなるほど、脳は退化していくのかもしれません。

そのような遠大なことを考えつつ、ちょっとひねって、イヤな人間との連絡は電子メールに限定するなど、各人各様の工夫をしていけばいいのです。

ＩＴ機器を使った教育には重大な落とし穴

ちなみに、文部科学省は「ｅラーニング」というＩＴ機器を使った教育を推進していますが、以上のような脳とＩＴ機器との関係からして、コンピュータなどを使ったために脳の発達を抑制する危険性にも目を向けておかないといけません。

コンピュータなどのＩＴ機器を入れると、前頭前野の反応のしかたが通常とは１８０度変わるのですから、現在のＩＴのありかたのままでは、子どもたちを教育することはできないだろう、と考えています。

脳トレーニング 14

いまの課題に1、2、3という優先順位をつける

ものを処理する「順番」を考えると、前頭前野がよく働く

「あれが先か、これが先か」を考えるクセをつける

ものを処理する「順番」を考えると、前頭前野のトレーニングになります。いまの課題に、どういう優先順位をつけて処理するといいかをイメージすると、前頭前野を使うのです。**仕事や勉強にとりかかる前に2〜3分かけて、最初はこれ、次はこちら、3番めはあれ、と決めていくだけで脳を鍛える**ことになります。

仕事の場合は、出社時にその日の予定を優先順位づけしてしまいます。午前中は目一杯がんばって仕事をこなして、昼食タイムなどに、午後の仕事の段取りを考え直すのもいいでしょう。朝に決めた順位のままでいいのか、順位を入れかえるほうがいいのか、もっと細かく分けたほうがいいのか、などの微調整をするのです。

結果として、その「順番づけ」によって仕事がうまく処理できるにこしたことはないのですが、それ以上に、優先順位をつけること自体が脳にいいのです。

なぜなら、そのつど価値観に照らして「それでいいのかどうか」のチェックを迫られるからです。

勉強では授業の時間割が決められているので、家での予習や復習のやりかたの順位を考えるといいでしょう。どの科目から始めるか、時間配分をどうする、暗記ものをどこに組みこんだらいいのか、食事や入浴時間をどうする、などを再チェックするのです。

すでに計画を立ててあっても、そのつど確認することに意味があります。順番を考えることを習慣にすると、いろいろな局面で楽しめます。買い物に行ってあれかこれかと迷った場合、商品に「有用度ランキング」をつけると、利便性と購買欲とのバランスなどを考える余裕が生まれるので、ムダな出費が防げるかもしれません。

いろいろなものが雑然としている状態に規則性を与えて、それを順番に並べていこうとすると、前頭前野を活性化させるのです。

毎日の取捨選択の小さな決断が前頭前野の活性化を促す

時折、「ものを捨てられない人」のニュースなどを目にします。室内に衣類や雑貨などがあふれて寝るスペースを確保するのがやっと、ひどくなるとゴミや食べ残しまで放置されているというケースもあるようです。

その人たちは、ものに優先順位をつけることができないのでしょう。

ちなみに、私たちの**脳の司令塔である前頭前野は成長がいちばん遅くて、完成するまでに20年もの時間を必要とします。**その間に学校や社会のなかで学びながら、知識や社会性などを身につけて、きちんと人間としての判断ができるようになっていきます。

ところが、性格にちがいがあるように、脳の働きかたにも差異があります。大きな働きでは同じでも、たとえば「ものを決める」には生活体験を通した「ものを見る目」を養わなければならないので、そのためのトレーニングをしたかどうかで左右されます。

ものに順番をつける——この「どうということのないような作業」をきちんとやらせる司令塔が前頭前野なのですから、幼いころから「決断する」ことを繰り返して、何度も失敗しながら、「できた！」という経験を重ねていく以外に道はないのです。

掃除をしながら「ものを捨てる」のに迷ったときは、そのものの有用性を3つほど考えてみて、代用できるものが別にあると思えるなら捨ててしまってもいいのです。

「そんなちっぽけなこと！」と軽視しないで、つねに前頭前野を働かせるようにしましょう。

脳トレーニング

15

何かをつくる目的でハサミを使う

出来上がりをイメージしてハサミをあつかうと、前頭前野をよく働かせる

完成品をイメージして切ると脳が活性化する

何かをつくる目的でハサミを使うと、前頭前野のトレーニングになります。

ただ紙を切るだけでは前頭前野は働かないのに、出来上がりをイメージして、その目的にそってハサミで切っていくと、前頭前野が働きます。

新聞の写真の人物を切り抜きしたり、折り込み広告のイラストなどを切っていくのも悪くないのですが、そのような出来あいの造形よりも、自分で考案したデザインに仕上げるほうがより前頭前野を働かせるのではないか、と考えられます。

子どもの工作などの場合は、大型の展開図などにそって、糊シロも計算に入れてハサミで切っていくと、まちがいなく前頭前野を働かせるはずです。

寄席の芸に「紙切り」があります。観客からのリクエストの「鯉のぼり」や「萩と月」などの題材を、お囃子《はやし》にのって軽妙にハサミを使い、見事な切り絵に仕上げます。

そのようなプロ級はムリでも、「鯛焼き」くらいなら切れるかもしれません。出来上がりを想定しながら、集中してみてください。「おなかのアンコが重すぎる」ような不細工なできばえであっても、ハサミを操作すること自体によい効果があるのです。

盆栽や生け花でハサミを使うのもいい刺激になる

盆栽というと年寄りじみた趣味に思えますが、ものをつくりだすという目的で両手を動かすと、非常に前頭前野を働かせるのです。「この枝はじゃまだ」といってブチッパチンと切るだけで頭がよくなるのですから、もっと若年層から親しんでも悪くないはずです。

また、花を活けるときにハサミを使うのも、脳にはいい刺激になります。出来上がりの良しあしは別にして、理想の出来上がりをイメージしながら、気持ちをこめてハサミを使うことが効果的なのです。

脳トレーニング

16

目についたものの名前から「動詞形」などを思い浮かべる

頭のなかで「ことば」を思い浮かべると、脳が活性化して創造力まで高まる

「鉛筆→けずる・折れる・転がる」と言語ワールドを広げる

まず、目にしたものの名前をあげて、それに関係する動詞を頭のなかで考えると、主に左脳の前頭前野を鍛えることができます。

たとえば「鉛筆」だと、「けずる」「折れる」「転がる」などの動詞をできるだけたくさん考えていくのです。場所や時間にとらわれずに、3〜4分ほど集中してみましょう。

動詞だけではなくて、ある名詞をもとにして、それから派生する形容詞や形容動詞などをどんどん考えていくのも効果があります。

文法的には「大きい山」は形容詞で、「大きな山」は形容動詞ですが、そこには深入りしないで、あるものから連想していって「ことば」の幅を広げていくことが脳にいいのだと理解してください。これを一歩すすめて、名詞や動詞、形容詞、形容動詞などをもとにして短い文をつくるのも効果的です。

ほんの数分のあいだに、頭のなかでゲームのようにして「ことば」をどんど

ん増殖させていくと、それに比例するように脳もまた刺激されるのです。

たとえば「イヌ」の場合は、「走る」「ほえる」などの動詞や、「そのイヌは尻尾をふって歓迎してくれた」などの文がつくれます。「ネコ」だと、「眠る」「ひっかく」「跳ぶ」などの動詞や、「寄りそって眠る子猫たち」などの文ができるでしょう。

どのようにバリエーションを広げていってもいいので、目にした「もの」ごとに領域を変えて、無言のままトレーニングをするといいのです。

「ことば」を思い浮かべるだけで、脳が活性化

頭のなかで「ことば」を思い浮かべると、左脳の「ことばをつくりだす」ブローカ野と補足運動野、左脳の「話しことばの意味を理解する」ウェルニッケ野などが働いて、そのうえに「もっとも程度の高い働きをする」前頭前野もたくさん働くのです。

黙読より音読のほうが脳がより活性化するのと同じで、実際に声に出すと

もっと脳の働きは強くなると考えられますが、場所を選ばずにブツブツと発語すると不審がられるので、頭のなかで思い浮かべるだけにとどめたほうがいいでしょう。

私たちの研究によって、**頭のなかで「ことば」を思い浮かべたときと、「音読」や「計算」をしたときとでは、左脳の同じ場所が働く**ことがわかりました。

つまり、「ことばをつくりだす」前頭前野のブローカ野をはさんだ二つの領域と、「ものの形や名前、漢字の知識がしまわれている」下側頭回などの働きをよくするには、音読と計算、あるいは「ことば」をつくりだす作業がいいことが判明したのです。

しかもそこは「創造力」が発揮される重要な場所でもあるので、**記憶力を鍛えるだけではなく、創造力をも高める効果がある**可能性があります。

ボキャブラリーの豊かさと表現の質にはつながりがあるので、道具としての「ことば」の水準が高いほど、表現に的確さや深みがもたらされます。「ことば」の力をみがくと、人としての総合的なパワーが上昇するように感じられます。

脳トレーニング

17

複数の会話のなかから目標人物の声だけを聞きとる

ねらった音を識別するカクテルパーティー効果が、前頭前野を鍛える

前頭前野を鍛え、集中力をつけるためのトレーニング

聞きたい声や音を選びとって聞くと、前頭前野を鍛えるトレーニングになります。

私たちは、多くの人の声でざわめいている立食パーティーの会場でも、ある特定の人物の声を聞きとることができます。

食器のふれあう音やピアノ演奏などで騒がしくても、少し注意を払うだけで、これと決めた人との会話はごく普通にできるし、さらに注意深く耳をすますと、ちょっと離れた場所にいる人たちの会話を聞くこともできるのです。

この「耳の能力」を「カクテルパーティー効果」といいます。

脳には入力される情報を選択する働きがあって、誰かが話している声を聞くと「脳のなかでもっとも程度の高い働きをする」前頭前野が活性化して、そこからの指令により、雑多な音のなかから聞きたい音だけを選びとって聞くようにするのです。

側頭葉の「聞こえた音が何であるかを調べる」聴覚野から情報が入力され、側頭葉と頭頂葉にまたがる「ことばの意味を理解しようとする」ウェルニッケ野も働いて、前頭前野が特定の音を識別して処理する――このようなしくみになっています。

ところが、パーティー会場の音声の録音をあとで聞き返してみても、雑多な音で騒がしいばかりで、誰が何を話しているのかわかりません。録音機器は会場のざわめきなどを空気の振動として受け入れ、そのまま録音したにすぎないからです。

実のところ、私たちの耳もすべての音を空気の振動として受け入れているはずです。それなのに、聞きたい音だけを選びとるという高度な作業を行なうのです。

ある特定の音だけを識別して聞くことができる――この「耳の能力」は前頭前野の働きによるので、**多くの人がいる場所である人物の発言だけを聞こうと努力すると、頭のよさにかかわる前頭前野を鍛え、集中力をつけるトレーニン**

グをしたことになります。

2〜3分ほど耳をすまして、特定の音だけを聞きとってみてください。

聴覚情報と視覚情報とを統合して処理

最近の研究によって、この前頭前野などの働きによるカクテルパーティー効果は、聴覚からの情報を処理する場合のほかに、視覚からの情報なども加えて統合して処理する場合にも起こっていることがわかってきました。

たとえば、10メートル離れたところにいる人物の口もとの動きを視覚からの情報としてとらえ、それを聴覚からの情報に置きかえ、まるで読唇術のように処理することができます。

さらには、その10メートルという距離をもとにして、だいたいそれくらいの距離感に相当すると思える音だけを抽出して聞くこともできることがわかっています。

その気になれば、忍者まがいの能力が発揮できるのです。

ある音や声を選びとって聞きとる能力があるのは、自分のかわいがっているイヌやネコの声をすぐに判別できることからも実感できます。

動物病院などで複数のイヌやネコが混ざり合っていても、「うちの〇〇ちゃん」の声を聞きまちがえることなどないはずです。

ＣＤなどを聞いて、音を採譜するのもまた「耳の能力」によります。集中するとリードギターやキーボード、ベースギター、ドラムなどのパーツ音がはっきり聞き分けられるのですから、「進化上の最高傑作はヒトの脳である」というのはウソではありません。

脳トレーニング 18

貧乏ゆすりなどの悪いクセをぐっとこらえてみる

脳の衰えは抑制力の減退から始まるので、ガマン訓練で鍛えてやる

抑制する力を鍛えると脳もたくましくなる

貧乏ゆすりを我慢するだけで、前頭前野のトレーニングになります。

周囲の人間に不快感を与えるので貧乏ゆすりはしないほうがいいのですが、どうしても誘惑にかられそうなときは、「抑制力を高めるチャンス！」と受けとめて、意識してとめる——たとえば「親の敵を討つ！」くらいの決意でグッと我慢してみてください。

これだけで周囲の幸福感を高めながら「頭をよく」できるのです。**貧乏ゆすりなどの運動をこらえるだけで、「頭のよさ」にかかわる前頭前野がたくましく鍛えられる**というわけです。

本人がそれと気づいていないクセには、指先で髪の毛をとかしつづける、ツメを噛む、指の関節をポキポキ鳴らす、などもあります。程度しだいとはいっても、周囲から歓迎されないものは悪癖と呼ぶしかないでしょう。

これらを抑止するだけでトレーニングになるのですから、すぐに実行して

「脳を鍛える効果」と「迷惑防止の効果」のほどを確かめてみるといいと思います。

以前よりも腹を立てやすくなったら「脳力低下」の危険信号

よく脳の衰えを自覚するきっかけとして「記憶力の減退」がいわれますが、実は症状的には「抑制力」が最初に落ちます。

すぐに腹を立てる、大きな声で怒鳴る、机などをドンドン叩く、などの行動が多くなるのは、「とまれ！」という前頭前野からの命令に従えなくなるためです。

ということは、悲しみや怒りの感情をうまく抑えられなかったり、すぐものに当たって壊したりという傾向が強くなったと自覚できるような場合は、前頭前野の働きの低下を疑ってみたほうがいいということになります。

感情の起伏が激しくなり、コントロールできなくなるのは前頭前野の機能の衰えのせいですが、もともとがそういう傾向だったということもあるかもしれません。だからといって、「昔から変わっていない!」と居直るのは正しい態度とはいえないでしょう。

どこかに横着をする気持ちがあって、きちんと前頭前野を鍛えてこなかっただけのことなので、生まれがどうだ、育ちがどうした、あるいは血液型による性格がどうのこうのと屁理屈をこねてすむような話ではありません。

他人の意見を素直に聞けなくなるのも、「まだ若い者には負けん!」などと強がったりするのも、つまりは「衰えへの不安」がいわせるのだと思います。

そんな硬直した構えを捨てて、まず抑制力を強めるトレーニングをしてみるといいでしょう。

脳トレーニング

19

初対面の人の名前は心で呼びかけると記憶できる

「そうしよう」と思って覚えると前頭前野を働かせるので記憶力がアップ

「思い出す」より「覚える」ほうが脳を鍛える

ものを「覚えよう」とすると、前頭前野のトレーニングになります。

記憶力の衰えをいう場合、「ノドまで出かかっているのに思い出せない！」と訴えるパターンが多いようです。度忘れする、人の顔を見ても名前がすぐに出てこない、まわりのものの名前をまちがえる、約束を忘れてしまう、などがその代表例でしょう。

しかし、前頭前野の記憶についての働きは「覚える」ほうにあります。「思い出そう」としてもさほど働かないのに、**「そうしよう」と意識して「覚えるぞ！」と努力すると、前頭前野が活発に働きはじめて、しかも記憶が定着しやすくなる**のです。

しかも、この記憶の「取りこみ」能力は、鍛えないと衰えていきます。この前頭前野の働かせかたしだいで、記憶力は良くも悪くもなります。

たとえば、初対面の人が退出するときに「その人の名前を呼びかける」と、顔と名前を一致させて記憶することが容易になります。自分の声を自分で聞くという聴覚情報や、呼びかけたときの相手の反応を目で見る視覚情報などが加わり、しかも「覚えよう！」と努力するので、前頭前野を使うことになり、記憶が確かなものになるのです。

記憶とは脳内に情報のチェーンをつくること

私たちの脳は、いろいろな情報をチェーンのようにつなげて覚えています。覚えるときに視覚情報や、運動情報、聴覚情報などを使うと、それらの情報がチェーンのひとつに含まれるので、覚えるためのチェーンをひとつずつ増やしていくことになります。

これを脳の働きから見ると、**チェーンが多くなればなるほど、そのごく一部を引っかけただけで、そのチェーンといっしょに蓄えられた情報を吊り上げることができます。**

つまり、記憶力がいいというのは、脳内に記憶をひっぱりだすチェーンをたくさんつくりあげていて、そのターゲット自体をひっぱり上げなくても、そのことと連想してつながっている別のものをひっかけると、自分の意識の底に眠っていた記憶を意識の上にまで吊り上げることができる――こうした能力がすぐれていることをいうのです。

しかも、このような作業を繰り返せば繰り返すほど、そのチェーンはひっかけやすくなります。なぜなら、その記憶が、意識の浅い、ひっかけやすいところに上がってくるからです。これもまた、「脳にラクをさせてはいけない」ということの証明でしょう。

ですから、頭を抱えてうんうんいって思い出そうとするよりも、それ以前に、**脳内のチェーンを増やすために「覚えてやるぞ!」と努力する、語呂合わせなどの工夫をして記憶のチェーンをこしらえてしまう、こうした作業のほうが絶対的に重要**なのです。

歴史の勉強である年号を語呂合わせで覚えたとします。ところが、テスト中にその語呂合わせを思い出せないことがあります。そんな場合は、覚えたときの状況をゆっくり、ひとつずつ順番に思い出してみるといいのです。

あのときはコーヒーの香りがしていたとか、目覚し時計が鳴りだしたのであわてた、などと思い出していくと、そこから年号が吊り上げられる可能性があります。

脳は何でも覚えているから「取り出す」工夫を！

実は、私たちの脳は、一瞬見ただけのものも一生覚えています。ただし、それを思い出せないのです。つまらないことや、一瞬しか見えなかったものでも**脳には情報として入っているのに、それを簡単に取り出すことができないだけ**のことです。

先ほどの「チェーンをつくる」ことの意味は、たとえば「見ただけ」の情報では取り出しにくいので、脳内のネットワークをつくる素材として、その小単位のつながり（＝チェーン）をこしらえて、ひっかけやすくすることにあります。

なぜなら、脳のどこか1カ所に記憶だけを集めている場所があるのではなく、そのネットワーク、つまり脳の神経細胞のつながりかたで記憶していると考えられるからです。

だとすれば、ものの名前や外見、それをどう思うかという印象などを「覚える」ことでさまざまな情報を結びつけるチェーンをつくり、今度は記憶をひっぱりだすために、それを何度も意識の上に吊り上げるトレーニングをする——このやりかたがいいのです。

脳トレーニング

20

地図から東西南北をきちんと読みとる

方向音痴とは頭頂葉の働きの悪さなので、空間認知力を鍛えてみる

空間認知力を鍛えるためのトレーニング

頭のてっぺんにある頭頂葉には、「触られたことを感じて教えてくれる」体性感覚野、「まわりにあるものの場所や位置の関係を教えてくれる」頭頂連合野、「ことばの意味がつまっている引き出し・計算をする」角回、などがあります。

私たちが家から会社や学校へ行くのにいちいち地図を見なくてもすむのは、頭頂連合野に「家から会社や学校までの地図」がしまわれているからです。そのほか、住んでいる地域のおおよその地図や、友だちの家やコンビニへ行く地図などもしまわれています。ベッドの脇に置時計がある、などの位置関係もしまわれています。

印刷した地図は平面的な情報ですが、頭頂連合野にしまわれているのは空間的な情報なので、「空間的な記憶」と呼んでもかまいません。

つまり、**頭頂連合野というのは空間を認知する機能を分担し、そのような情**

報を記憶としてしまっておく場所なのです。

ですから、この空間を認知する働きがよくないと「方向音痴」になって、探す場所に行きつけなかったり、地図を読みとることが苦手になったりします。何度か行って土地鑑があるはずなのに、方角があやふやになるのも、頭頂連合野の働きが悪いからです。

そんな場合、実際に地図を見ながら歩くといいのですが、部屋にいて観光地用の「歩く地図」をめくりながら、寺院などを巡拝するシミュレーションをしてみるのもいいでしょう。

脳トレーニング

21

昼食は週に1回ペースで新しい店を開拓してみる

同じ作業ばかりすると脳が衰えるので、新しい刺激を与えてやる

いつも脳は新奇な刺激を欲しかっている

週に一度は新しい店で食事すると、脳にいい刺激を与えられます。判で押したように同じことをしていると脳は退屈して、みるみる衰えの坂を転がり落ちていきます。その反対に、パターンを破った行動をとるとすごく活性化して、衰えを防ぐばかりか、司令塔としての前頭前野をたくましく鍛えることすらできます。

しかも、**同じやるのなら嫌々よりも「積極的にやる」ほうがいいし、できるだけ「好きなこと」をやったほうがいい**のです。

また、前頭前野は**ラクをさせるよりも苦労させたほうが衰えないし、難易度が高いことをしたほうがよく使う**ことになります。

たとえば、週に一度は昼食をラーメン激戦区でとるのもアイデアです。ラーメン人気は全国的なので、スープ味や発祥地による系統分けのほかに、門外漢には氏素性がつきとめられない創作ものもあるようです。インターネットや雑誌やテレビなどの情報効果で、遠距離からドッと客が押し寄せることも珍しくありません。

数駅ほど電車に乗って、行列に並んで1杯のラーメンを食する。翌週は別の駅に行って別の店を攻略してみる。こんな食べ歩きをするだけで、前頭前野までよくなるのです。栄養面では問題かもしれませんが、脳には最高のごちそうであることは疑えません。

ついでに、スープや麺の味、肉や野菜類の扱いなどにウンチクを傾けるのも悪くありません。能書きを垂れるのは他人には鼻持ちならなくても、「ことばをつくりだす」と前頭葉を働かせるので、じっとこらえて「腹がふくれる」よりマシだと思います。

もちろん、ラーメン屋以外でも、パン屋、うどん屋、定食屋……なんでもよいでしょう。また、新しいことに挑戦するといいのは食事に限ったことではないので、いろいろチャレンジしてみるとよいでしょう。

食事のときは「はし」が脳にはいい

私たちの研究によって、「頭がよくなるから、指先を使う複雑な運動をたくさんするといい」と、まるで常識のようにいわれてきたことが正しくないと判明しました。

たとえば両手を前で組み合わせてクルクルと前後に動かすなど、いくら複雑に動かしてみても「頭のよさ」にかかわる前頭前野は働かなくて、「筋肉を動かす命令をする」運動野や、「指先の感覚や腕の位置を感じる」頭頂連合野が働くだけなのです。

では、食事のときに「はし」を使うとどうなるのでしょう？

手の指を動かしたときと同じで前頭葉はあまり鍛えられなくても、先の頭頂連合野や「筋肉を動かす命令を出したり、指先の感覚を感じる」運動感覚野などの頭頂葉をたくさん使うので、大脳の働きとしてはとても活発になります。

そのことで頭がよくなることはなくても、大脳が活性化することは事実なので、かつては、お盆の上に一握りの小豆をザラザラッとのせて、それを「はし」の先で1個1個つまんで別の小皿に移していく練習をさせることがあったといいます。地方によっては、小豆のかわりに米粒や大豆を用いたともいいます。

おそらく、それは正しい「はし」の使いかたを教えるための訓練であり、同時に、大地の恵みへの感謝や食物を大切にする気持ちを養い、根気や集中力などを植えつけるために、昔から伝承されてきた「しつけ」だったのでしょう。

脳トレーニング

22

「おもしろ話」「ギャグ」で笑わせてみる

「笑い」はヒト特有のもの、笑うことで前頭前野が活発に

「笑い」は前頭前野を鍛え、「頭をよくする」ことにつながる

人間が笑うのは高度な脳の働きによります。昼休みなどに、仲間におもしろい話をして「笑わせ」、また話を聞いた人が「笑う」と、お互いの前頭前野がよく働くので、その場にいる人たち全員の脳をトレーニングしたことになります。

笑顔をコミュニケーションに使えるのは人間だけです。

つまり、「笑い」は人間を他の動物と分ける高い次元の行為なのです。なぜなら、**笑いは、ヒトだけが特別に大きく発達させた前頭前野の活動**だと考えられるからです。

サルなどのほかの動物も、怒ったり悲しんだりはします。ところが、**「怒り」や「悲しみ」の感情は大脳の奥深いところにある辺縁系という部分から出ているので、笑いはそれらの感情とはまったく別**なのです。笑いに近いと思われる「喜び」の感情も辺縁系から出ているので、ほかの動物も喜びはしても、絶対

に「笑う」ことはありません。

誰かに会ったときに笑顔ができるのは人間だけです。

大脳辺縁系は旧皮質という部分にあって、ヒトを含めた哺乳類のほかに、カエルなどの両生類やヘビなどの爬虫類にもあります。私たちの遠い昔の祖先かもしれない動物たちがもっている大脳と同じ働きをする部分なので、「旧」皮質と呼ばれるわけです。

ただ、哺乳期のチンパンジーは、笑いに近い表情をすることが知られています。といっても、哺乳期をすぎるとその表情も見られなくなります。かわいがっているイヌやネコは「喜び」の感情を示すのが限界なので、なんとかして「笑わせよう!」とやっきになって笑顔のつくりかたを教えても、彼らを困惑させるだけで、永遠に報われないのです。

コミュニケーションの場で「笑い」をとる——うまくいくかどうかは別にして、おもしろ話をして、みんなの脳を活性化させてやろうとするだけで十分だと思います。

「笑い」の効果は想像する以上に大きい

繰り返すと、人間が笑うと前頭前野の最前方のあたりが働くので、**毎日たくさん笑うと前頭前野を鍛え、「頭をよくする」ことにつながる**のです。昔から「笑う門《かど》には福きたる」というのは、笑顔の人の家には福がまわってくるという意味のほかに、こうした脳のメカニズムに薄々ながら気づいていたことを伝えたかったからかもしれないのです。

また、私たちは動物とちがって、怒る、喜ぶ、悲しむ、怖がるなどの感情を他人に知られないように隠したり、我慢したりすることができます。このような抑制する力もまた前頭前野の働きです。

笑うことは前頭前野がリラックスすることではありません。そのため、「音読」を5分ほどしか続けられないのと同じで、ずっと長く笑いつづけることはできないし、笑うと疲れてしまいます。

また、笑いが免疫機能を高めることも実験によって証明されています。ただし、脳からどのような支配を受けて、免疫にいい影響を与えるのかは、まだわかっていません。

ただ、昔から「笑うと健康にいい」といわれてきたのは事実です。いろいろな「先人の知恵」に科学のメスを入れて、再評価できるようになる日も遠くないでしょう。

「おやじギャグ」の連発は前頭前野を鍛える

ユーモアというのは、前頭前野の「ことばをつくりだす」働きと「笑い」の働きとが合体したものです。どうしようもない出来ばえでも、口にする本人がそれをユーモアと感じているならば、その個人に限って、前頭前野がよく働くというわけです。

ただし、周囲はたいへんな迷惑をこうむります。

コミュニケーションの場で、みんなに「おもしろい話」をして笑わせようとして、自分も笑うと、お互いの前頭前野がよく働きます。ところが「おやじギャグ」というのはかなり独善的なコミュニケーションのしかたなので、一方的に聞かされる側は「寒すぎて笑えない！」となってしまうことが多いようです。

つまり、本人以外の前頭前野は休止するおそれがあります。

ギャグやダジャレはその場での一発芸といえますが、それよりも落語などのほうを上位とする考えがあります。とくに古典には名人と呼ばれる落語家がたくさんいるので、昔からの庶民向けの芸能でありながら、伝統や格式などを感じさせます。

しかし、**脳の働きからすると、ギャグやダジャレはかなりのすぐれもの**です。一方落語は暗唱するだけ、つまり「そらで覚えたものを発声する」だけです。一方のギャグやダジャレは「ことばをつくりだす」ことと「笑い」とが一体となったものなので、暗唱をするよりも脳のいろいろな場所をたくさん働かせることになるからです。

おやじギャグ――これは青春をすぎた世代の「生活の知恵」かもしれません。

PART 3

夜、脳を鍛える

脳トレーニング

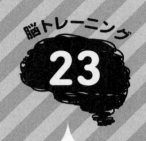

23

帰宅するときのルートを変えてみる

マンネリを破って
新しいことに挑戦すると、
前頭前野が活発に働く

見慣れない風景が気分まで変えてくれる

帰宅ルートをちょっと変えるだけで、前頭前野が活性化します。

時間に余裕がある週末には、ひとつ手前や行き過ぎた駅で下車して、歩いて帰宅するといいのです。見慣れない駅前や商店街などの風景を目にしただけでも気分が変わるし、大げさにいうと、未知の風に包まれるようなウキウキ感まで味わうことができます。

脳にとっていちばんよくないのは、同じこととの繰り返しです。

つまり、脳は退屈がり屋なので、ふだんやらないことをやって刺激してやると活発に働きはじめるというわけです。

日頃は利用しない路線バスに乗るのも効果があります。住宅の密集ぐあいや利用客数に合わせてコースが決められているので、ジグザグしたり大回りしたりします。この非直線的な走りに身をゆだねると、寄り道する楽しさをたっぷりと満喫できます。

たとえば、知らないバス停で降りるのもアイデアです。

掲示された「〇〇町〇丁目」という名称からおおよその見当をつけて、思いきって降車します。バス路線は多くの鉄道のように最短距離を結ぶとはかぎらないので、頭のなかの地図や記憶をたぐり寄せながら、「この方角だ!」と決断するしかありません。

とんでもない距離を歩くはめになるリスクと隣り合わせですが、そこは冒険心をかきたてながら、歩きはじめるのです。

他人の庭の造作をめでたり、犬の吠え声に驚いたりしながら、家路をたどっていけばいいのです。どこか心洗われていくような感覚が、脳へのいい刺激になるはずです。

毎日の同じことの繰り返しは脳を退屈させ衰えさせる

始業時間が決まっているので、毎朝同じ時間に家を出て、同じ時間の電車に乗って職場や学校へ行くのは仕方がないにしても、同じ店で昼食をとり、同じような仕事や勉強ぶりに終始するのはマンネリのきわみ。脳にとってよくありません。

帰宅してからも、誰とも話をしないで、1人でビールを飲みながらテレビを見て寝るだけというような生活をしていたのでは、脳は退屈して衰えていくだけです。

そこでひと工夫して、土曜日の出勤や補習などの機会に、自転車で出かけてみます。ラフな服装をしたサイクリング気分で、いつもは通らない道路を軽快に走り抜けると、その新しい経験がいい刺激になって、脳を生き生きと働かせるのです。

また、乗ってみたいバス路線や自転車で走ってみたいルートを事前に調べておいて、週末までワクワク感を持続させていくのも、とても有効なやりかたです。

脳トレーニング

24

歌うときはアカペラ風に伴奏音なしで独唱する

カラオケの伴奏音や他人の声をカットして歌うと、前頭前野がよく働く

常識逆転の消音カラオケ遊びが頭をよくする

伴奏音なしで独唱すると、前頭前野のトレーニングになります。

カラオケボックスで歌うときは、伴奏音を切ってしまうのがコツです。歌詞を見るのはかまいませんが、まわりから音が入らない状態で、自分だけで歌うといいのです。友だちと一緒に行ったときも、合唱も輪唱もなし、リズムをとる拍手もなしで、一人ずつ歌うようにします。

カラオケボックスは密室に近くなるので、いっそのことモニターも切ってしまい、アドリブで歌詞を考えながら歌っても、誰も文句などいいません。

一人の世界にひたるといいのではなくて、**聴覚の情報入力をカットして、一人で発声をして、その声だけを聞くと、前頭前野をうんと働かせる**という意味です。

その理由はまだわかっていませんが、常識を逆転させる「遊び」ができそうな予感がします。

通常は1曲の所要時間が3～4分ほどなので、トレーニングには適切な長さです。音読や計算をしなくても前頭前野が鍛えられるのですから、仕事や勉強で疲れたときにはカラオケに行って大きな声を出して、こっそり「頭をよく」するといいのです。

アカペラ（a cappella 伊）というのは「礼拝堂風の」という意味の、器楽伴奏のない合唱曲のことです。カトリック系の教会や宮廷礼拝堂などで歌われ、あの天井にこだまする楽曲の作曲者として有名なのは、よく音楽室に肖像画が飾ってある大バッハです。

ところで、なぜ合唱があまり前頭前野を使わないのかというと、みんなが一緒に声を出すので気持ちがラクだからとも考えられます。

それに対して、**独唱のほうは適度なストレスがあって緊張するので、そのちがいが出るのではないか**と推測しています。

脳の働きは、黙読よりも音読するほうがより活性化します。しかも実際に声に出すともっと強くなると考えられるので、誰かに話をするだけでも前頭前野が活動します。大きな声で歌うと、それと同じような効果があるのではないかと思います。

楽器を演奏すると前頭前野が活発に働く

音楽を聴いているときは、音を聴く聴覚野だけしか働きません。前頭前野はまったく活動せずに、休んだままで、気分的にリラックスした状態なのだろうと考えています。

ところが、**楽器を演奏すると前頭前野が活性化する**ことがわかりました。ピアノやバイオリンなどですでにデータが出ていますが、まだその科学的な理由はわかりません。

たとえば、音楽の先生などがピアノを弾くときに、楽譜を見なくてもすらすら弾くことができる得意曲を演奏してもらうと、右脳の前頭前野が活発に働いているのに、左脳の前頭前野はあまり働いていないのです。

次に、まだ練習中で、楽譜を見ながらでないと弾けない曲のときは、右脳と左脳の両方で前頭前野が活発に働きました。得意な曲のときとちがって、左脳の前頭前野も働いていることに注目してください。

つまり、ピアノを弾くときは、音のリズムやメロディーをあつかう右脳の前頭前野がつねに働きます。そして、この曲は難しいなと感じているときに働いている左脳の前頭前野は、だんだんうまく弾けるようになるにつれて、働かなくなっていくのです。

脳トレーニング

25

折り紙でツルをつくったり、絵手紙を描いたりしてみる

興味をもって楽しみながら指先を使うと、前頭前野がどんどん活性化

出来上がりの形を想像しながら折りかたを工夫して楽しむ

折り紙をすると、前頭前野が活発に働きはじめます。折り紙を細かく使ううえに、1枚の紙から出来上がりの形を想像しながら、折りかたを工夫するので、前頭前野に由来する創造力や集中力まで養えるのです。**より効果を高めるには机上よりも、指全体でつまんで持ちながら、空中で折るほうがいい**でしょう。

折り紙を展開図にすると、「折ったあとが山になるように折る」山折り線、「折ったあとが谷になるように折る」谷折り線、「切りこみを入れる」切りこみ線、という三種類の線で表示できます。このような**段取りを考えるだけで、前頭前野は活性化**します。

いざ折りはじめたら、多少は折り線が曲がったり、ハサミを使ったりしてもかまわないという条件で楽しんでしまうにかぎります。想像している理想の出来上がりに近づけようとして、集中しながら気持ちをこめると、さらに前頭前野にいい刺激を与えます。

ちなみに、折り紙は日本独自のもののようです。風呂敷の包みかたがそうであるように、折り紙にも日本人の器用さや、想像力の豊かさなどが凝縮されているのでしょう。

色とりどりの千代紙でツルやウサギなどを折るのもきれいですが、新聞紙で「かぶと」を折ると実際にかぶれますし、「三方」を折ると物入れにも活用できます。

いやいややったのでは脳は活性化しない

何でも興味をもって楽しんで、おもしろがってやるようにすると、脳にいい影響があることがわかっています。絵を描いたり、手指で土をこねる陶芸、刃物を使う彫刻、模型づくり、料理やケーキづくりなどに夢中になっても、脳は活性化するはずです。

ところが、義務的にやると脳の活動は弱くなります。実験によって、きちんとモチベーション（動機づけ）をもってやるのと、どうでもいいと思ってやるのとでは、脳の働きかたがまったく違ってくることが明らかになっています。

つまり、その作業を楽しみながら、**理想とする出来上がりを思い描いて、できるだけ上手にやろうとすることが大切**なのです。結果として作品の完成ぐあいがいまいちであっても、集中することが楽しくて時間を忘れかけるようだと、脳は活発に働くのです。いやいややったのでは、効果は半減以下になってしまいます。

脳が活性化すると集中力が高まるので、ものを観察して絵として完成させることが楽しくてしかたがなくなるはずです。わき目もふらずに絵を描いていると、その一生懸命さがさらに脳を働かせるので、ますます集中力などが高まっていくでしょう。

絵手紙に気持ちをこめるプロセスが脳にもよい刺激を与える

「絵手紙」に挑戦するのも、おもしろいと思います。

普通のはがきでもいいのですが、墨やインクを吸いこみやすい画仙紙はがきを使うと雰囲気が出るようです。絵の具や筆、硯《すずり》などは市販されていますが、割りばしペンや楊枝《ようじ》ペン、消しゴム印などの作成から開始すると、その段取りまでが楽しくなるでしょう。

好きなものを画材にして、輪郭を描くことからはじめます。よく使われる絵の具は日本画用の顔彩《がんさい》というもので、12色ぐらいあると使い勝手がいいようです。

彩色を終えたら、余白に言葉を入れます。オリジナルの落款《らっかん》として、自作の消しゴム印を押したら完成です。その後、宛名を書いてポストに投函するわけですが、自分でもよく描けたと思うものが手もとになくなるのは、ちょっと残念ではあります。

ともあれ、この「準備から完成までのプロセス」がとても脳にいいのです。**自分の気持ちを絵と言葉できちんと相手に伝えようとすると、前頭前野が活性化する**からです。

脳トレーニング

26

「テレビ視聴は脳を休止させる」事実を脳活性に逆用する

「筋トレ」と同様、脳のインターバル・トレーニングに使える

テレビ視聴は前頭前野の働きを低下させてしまう

たとえば、昨夜のテレビドラマがおもしろかったので、誰かに話したいと思ったとします。脚本や監督、男優と女優などを確認しながらストーリーを追っていって、ラストの場面までたどると、かなり脳を働かせたような気がするかもしれません。

積極的に「誰かに話すぞ！」と思ってテレビのシーンを覚えようとすると前頭前野をよく働かせるのかというと、残念ながらそうではありません。

実は、「テレビを見る」こと自体に落とし穴があるからです。

私たちの実験によって、テレビを見ると前頭前野の血流が下がり、その働きも低下することがわかったのです。じっと目を閉じていると前頭前野の働きは悪くなりますが、それよりも働きが悪くなります。

つまり、テレビを見ると前頭前野が休止してしまうのです。

ちなみに、新聞を音読すると5分ほどで疲れてきて、それ以上は続けられません。音読は脳をきちんと働かせるので、長くても5分くらいが限度ということです。要するに、脳を使っているかどうかは、それが続けられるかどうかで見分けられるのです。

その点、私たちは何時間でもテレビを見ていられます。朝から晩までずっと見ていても疲れませんが、本当に脳を使っていたら、そんなことはできるはずがないのです。

高齢者のテレビづけはボケ防止には逆効果

誤解しやすいのは、ニュースや報道番組は画面からキャスターなどが話しかける形式なので、人の話を聞いている効果があるとか、ドラマであればストーリーがあるので、それを理解しながら見ると頭がよく働くのではないか、と思いがちなところです。

しかし、脳の血流を調べたかぎりでは、そういうことは皆無でした。

映像とことばが出てくるのだから、頭も刺激されるはずだし、何もしないでいるよりもテレビでも見ているほうがまし——こう考えて、お年寄りにテレビを相手に一日じゅう過ごさせるケースがあると聞きますが、ボケを防ぐという点では逆効果しかないのです。

まだ老人といえる年齢でなくても、**脳をフルに働かせることをせずに、一日の大半をテレビばかり見ていると、脳はどんどん働かなくなっていってしまう**でしょう。

ただし、私たちは脳をつねにフルに働かせつづけることはできません。そのうえに前頭前野は起きているあいだじゅう働いているので、疲れて休みたいという要求を出すこともあります。

脳をたくさん働かせたら、次は休ませるといいのです。**前頭前野の疲れをとってやるために、テレビを短時間に限って見て、脳を休ませるのは悪いことではありません。**

会社でさんざん頭を使って疲れたと思ったときは、夜は1時間ほどテレビを見て、脳を休ませるといいのです。翌朝にはまた元気になって、脳がさえていいアイデアも出るかもしれない、そうポジティブに割り切ることが大切です。

短時間のテレビ視聴で脳を休ませる「インターバル・トレーニング」

運動生理学では、筋肉を限界まで使ったあと、きちんと休息をとり、また使うということを繰り返すといいことがわかっています。

この筋肉トレーニングと同じように、脳はある程度のインターバル（間隔）で鍛えることと休ませることを繰り返すと、前頭前野の働きを高められるのではないか、とも考えられます。

このことをもとに、テレビやコンピュータとのつきあいかたを考え直してほしいと思います。IT機器をすべて排除するわけにはいかないのですから、前頭前野によくないものを逆用することをも視野に入れながら、脳を鍛えていってください。

脳トレーニング

27

変身ものドラマの「ビフォー・アフター」を創作する

家族で仮面ライダーなどの「変身前・変身後」を考えて脳を鍛える

想像をめぐらせる作業が前頭前野を活性化させる

たとえば「仮面ライダー」の変身前と変身後の大きな落差に着目して、バッタ系の改造人間という基本を守りながら、家族みんなでオリジナルドラマを創作してみましょう。「いざとなれば変身できる」のですから、窮地からの脱出のしかたに工夫をこらして考えてみましょう。

あの「ウルトラマン」は、危機に追いこまれてから変身し、たった3分間で怪獣を退治します。しかも、彼には父母がいるし、少しずつキャラのちがう一族もいます。顔つきから感情は読みとりにくくても、宇宙スケールでの家族愛が語られているようです。そんな要素を入れてみるのもおもしろいでしょう。

この想像ゲームは、家族のコミュニケーションの場で生かすべきです。

みんなで視線を合わせて、きちんとしたコミュニケーションをとろうとすると、私たちの脳は左右ともに働いて、一生懸命になってがんばります。各人の想像する世界を、その家族のきずなを良好に保つための素材として用いればいいと思います。

いわば「変身ものドラマ」を土台にした家族づくりです。想像だとわかっていても、子どもには、「変身するとすごい！」という話ほど頼もしくおもしろいものはないはずです。

ただ、「いざとなれば変身して解決する」という、ちょっと虫のいいやり方に落とし穴がないとはいえません。「つじつまがあっているか」じっくり考える――これもまた家族ならではの課題だと思います。

家族の会話が脳をたくましくする

まず自分が話をするときは、「ことば」を話すという行為と「ことば」を聞くという行為を同時に行ないます。つまり、自分の声を自分で聞くことになるので、側頭葉の「聞こえた音が何であるかを調べる」聴覚野も働きはじめます。

うまく伝えようとして話の組み立てを考えると、前頭前野が働きます。

私たちが人の話を聞いているときは、脳の音声入力の部分が働くだけではなく、視覚の領域も働きだします。なぜか話を聞いているだけでも、イメージが浮かぶのです。

つまり、実際には見ていなくても、その話をもとにして、脳のなかで映像を見ているのです。家族の誰かが話した「ことば」から誘発されるイメージを脳はつくりだして、そのイメージを見ながら、話を聞いているということです。たとえば、「闇黒《あんこく》の宇宙」ということばを聞くと、私たち自身はそれと意識していなくても、それまでに入力された情報をもとに、脳はそのイメージを浮かべます。脳の働きとして見えているので、そのときは脳の視覚を担当する領域も働いているのです。

脳トレーニング

28

罪のない「だましゲーム」を考案する

「だます・だまされる」を経験するほど、前頭前野がよく働く

心理のかけひきがそれぞれの頭をよくして、人間関係も深める

誰かをだまそうとすると、前頭前野のトレーニングになります。

ことを荒立てないためにウソをつく、誰かの心を傷つけないためにウソをついてごまかす――これらが「だます」の中身ですが、このような経験を積んでいくと、相手の気持ちを考えることができるようになるし、頭までよくなるというわけです。

ただし、犯罪になるような「だまし」は論外です。

実験のために、友だちどうしで、カードを使ったクイズをしてもらいました。相手をなんとかだまして、まちがった答えを選ぶようなヒントをいってもいいというルールです。つまり「ことば」によるかけひきをさせて、そのときの脳の働きを調べたのです。

すると、カードをつかうので、左右の脳の「ものを見る」視覚野から、「見えたものの形を調べる」下側頭回にかけての場所が働きました。そして、左右

の脳の「もっとも程度の高い働きをする」前頭前野も活発に働いていることがわかったのです。

前頭前野をフルに働かせないとだませないということは、それがすごく高度な脳の働きであることの証明です。だから、「だます」ことが頭をよくするといえるのです。

仲のいい友だちをうまく「だます」には、相手の性格などをよく考えて、どういうヒントを出すと、どう反応してくるか、ということを予想しておく必要があります。かけひきなしの出たとこ勝負では、相手をうまくだませるはずがありません。

逆にいうと、いい友だちづきあいを続けていくためには、相手の気持ちを考えて、自分の行動に対して相手がどのように行動するかを、予想しておくことが必要なのです。

お互いの心理や気持ちを読みながら、コミュニケーションを深めていくことで、人間関係のしっかりした土台をつくることができるのです。

脳トレーニング

29

カップ麺をやめて包丁を使って手料理をつくる

何かをつくりだす目的で、手順を考えながら指先を使うと前頭前野にいい

料理の手順を考えて包丁を使うと前頭前野を働かせる

料理をつくると前頭前野のトレーニングになります。

献立を決めたら、いろいろな食材や道具類をそろえ、仕上げまでの段取りをします。このように順番を組み立てたり、メモをとったりすると、前頭前野が働きはじめます。

次に、野菜の皮むきなどから手をつけて、食材の下ごしらえをします。各種のダシや香辛料、薬味なども用意します。炒めたり煮たり焼いたりしながら、頭のなかでイメージした仕上がりに近づけていきます。皿や鉢に盛りつけると、いよいよ完成です。

この**料理のあいだ中、前頭前野はずっと休まないで働いています。**

ただし、包丁を使うかどうかで働きかたの程度はちがってきます。実は最近の実験によって、野菜の皮をむくのに**皮むき器を使うと前頭前野が働かなくなり、包丁を使うと働く**ことがわかったのです。何かをつくりだす目的で手先や指先を使ったかどうか、それが決め手になって大きな差異が生まれると考えていいでしょう。

その点はピアノやバイオリンを弾くときと同じで、手間がかかって面倒なこと、つまり包丁を使うために手先や指先が難易度の高いことをするので、皮むき器を使ったときよりも前頭前野が働いたのだと思います。

それに加え、包丁は鋭利な刃そのものなので、うまく扱わないと危険です。大根の皮をむいたり、ゴボウをささがきにするのにも用心が必要なので、前頭前野にいい刺激を与えたのでしょう。

料理を手抜きすると、健康ばかりか脳にまでよくないのです。

冷凍食品をレンジでチンするだけとか、カップ麺にお湯を入れて3分待つだけでは「頭をよくすること」はできません。男女を問わずに、まず野菜類を包丁で切ることから練習していって、せめて手料理と呼べる域には達してみたいものです。

脳を衰えさせない生活を心がける

また、**編み物をすると前頭前野をよく使います。**

手編みのマフラーや手袋などをこしらえると、ものをつくるという目的で両手を動かすことになるので、非常に前頭前野を働かせるのです。編み棒を何本か用いて、手指をよく動かしながら作業するところがいいのでしょう。

こしらえる模様は複雑でなくてもいいのです。出来上がりをイメージしながら、手先や指先を根気よく使うようにすると、それだけで前頭前野は活性化します。

編み物というと、やはり女性が多いでしょうか。編み物に限らず、女性は一般的に、年をとっても家事や趣味などで忙しくしている人が多いようです。おしゃれを楽しんだり、友だちとおいしいものを食べに行ったり、旅行を楽しんだりしています。積極的に外に出ていくのは、脳にとってもたいへんいい生活です。

いっぽう、男性は女性に比べ、年をとると外出しなくなる人が多いように思います。億劫《おっくう》がって家にこもっていると、どんどん脳を使わない方向に向かうので、ますます脳を衰えさせることになってしまいます。

男性がいつまでも若々しく元気であるために、脳にも体にもいい生活を心がけて、積極的に楽しんでいる女性たちの生きかたを見習いたいものです。

そのためには、若いうちから仕事だけに打ちこむのではなく、アフターファイブを楽しみましょう。仕事以外の人間関係を広げていくと、生活のバリエーションも広がっていきます。刺激にあふれた日々は、脳にとって健康な生きかたを約束してくれるはずです。

脳トレーニング

30

週末の家族の役割分担をみんなで考える

コミュニケーションの原点である家庭で力を合わせて家事プランを立てる

主張をぶつけあうと、お互いの脳が活性化する

家族みんなで家事をすると、前頭前野にいい刺激を与えます。

家事すべてを母親まかせ、妻まかせにするのは感心しません。全員にきっちり均等割りするのもどうかと思いますが、みんなで話し合ったうえで分担を決めて、いっせいに片づけるようにすると、いっそう家族どうしのコミュニケーションが深くなるはずです。

台所の洗い物からゴミ出し、洗濯、風呂掃除、トイレ掃除、プランターへの水やり、ペットの世話、洗車など、軽量級から重量級まで、さまざまな家事があります。それぞれの適性や事情などを考えに入れながら、「ああだこうだ」と話し合うといいのです。

週末の夜などは、これだけで盛り上がれるかもしれません。

人と人との会話では、言語のコミュニケーションのほかに、表情やジェスチャーなどの非言語コミュニケーションもよく使います。「ことば」を聞いた

り話したりすると、前頭前野をはじめ、脳のいろいろな場所が活発に働きます。

また、自分が非言語コミュニケーションを使って表情やジェスチャーをしたり、その逆に、相手の顔の表情やジェスチャーを見たりすると、前頭葉や側頭葉などが非常に活発に働くのです。

要するに、きちんとしたコミュニケーションをとるために、私たちは左右の脳を使いながら一所懸命にやっているのです。そのため、**家族どうしが会話すると、それぞれの脳が活発に働きはじめ、みんなで「頭がよくなる」可能性が高くなる**というわけです。

小さい子どもにも役割を負わせるところがミソです。

役割分担をめぐって各人が主張を通そうとすると、論理立った話しかたが必要になります。反論する側もうかうかしていられません。筋力の強さや向き不向きなども含めて、適材適所を心がけながら、しかも公平感に欠けないものに落着させるようにします。

また、決まった役割についてお互いがアドバイスしあうのも効果的です。

いかに短時間のうちに、しかも高い完成度で終わらせるか、そのやりかたを工夫して助言するといいのです。お互いが視線を合わせて、意見を戦わせているると、テレビやゲームを相手にする暇などなくなってしまいます。

このような話し合いを習慣にしてしまうと、家族みんなでの旅行や野外遊びの計画がスムースにいくようになります。互助精神が養われるので、誰かが困っているときの穴埋めでもめることもなくなって、思いやりにあふれた家族になることでしょう。

祖父母が参加すると効果はさらに高くなる

家族で野外バーベキューをする際も、まず準備から終了までの段取りを考えてから、各人の役割分担をします。どうしても後片づけの洗い物などが敬遠されがちなので、そこは実力者のお父さんか、それに準じる人間を割りふるといいでしょう。

祖父母が参加できるようだと、コミュニケーションの質はさらに高くなりま

す。

かつては、子育てにおいて親以上に大きな役割を担っていたのは、祖父母などの高齢者でした。野菜の切りかた、米のとぎかた、魚のさばきかた、火の加減などの料理の手順はもちろん、生きるうえでのいろいろな知恵を示してくれたのは祖父母だったのです。

それどころか、親と子をつなぐ役割まで引き受けてくれていました。

高齢者のそのような話を聞くだけでも勉強になりますが、それ以上に貴重なのは、次の世代へと生命をつないでいくことの深い意味を、後継者である子どもや孫たちに肌で伝えてくれることではないでしょうか。

核家族化が進んだ現在ではなかなか難しいことですが、移り変わってきた時代のなかで学んできた知恵を後世に伝えていく――これもまた人間の使命であるはずです。

脳トレーニング

31

1日がんばった脳をテレビやゲームでクールダウンさせる

脳を就寝モードにするには、

ＩＴ機器で前頭前野の働きを低下させる

文明の利器とのつきあいかたを工夫する

繰り返しになりますが、ＩＴ機器は前頭前野を休止させてしまいます。たとえばテレビやゲームなどのＩＴ機器を使うと、「いろいろな音を聞き分ける」聴覚野や「筋肉を動かす命令を出す」運動野は働いても、前頭前野は働きません。頭のなかで最も程度の高い働きをする場所が休んでしまうのです。

ＩＴ（情報技術）を推進する人たちは、利便性を優先して「楽しくて便利です！」という価値観のもとに、どんどん開発を進めていっています。ところが、ＩＴが生体にどういう影響を与えているかということについては、あまり考慮していないようです。

実は、私たちの脳は、現在のＩＴ機器を使いこなすところまで進化できていない可能性があるのです。通常のコミュニケーションをすると脳は活性化するのに、ケータイ電話などのＩＴが介在すると脳が働かなくなるのが、その証拠のように思えます。

つまり、**脳はITを拒否しているかもしれないのです。**

ですから、脳科学が「ITを使うことの脳への影響」を研究し、各分野の生理学者が「身体に対する影響」を見きわめる必要があります。そして、普通のコミュニケーションと同じように脳が働くようなIT技術を開発する、という方向をめざせばいいと思います。

といっても、いまの時点でIT機器を目の敵にしてもはじまりません。それよりも**「つきあいかたを工夫」して、一方で脳のトレーニングをして鍛えてやりながら、一方ではゲームやケータイ電話を楽しんで脳を休ませてやればいい**のです。

コンピュータゲームをすると脳はどうなる?

たとえば格闘技系の「シューティングゲーム」をすると、左脳と右脳のほとんど同じ場所が働きます。ゲーム中はテレビ画面をじっと見るので、後頭葉の「ものを見る」視覚野が働きます。

次に、コントローラーを両手で持って、指でボタンを押したり、操作用のレバーを動かしたりするために、「右手を動かす命令を出す」左脳の運動野と、「左手を動かす命令を出す」右脳の運動野が働きます。

そして、登場するキャラクターがどのような意味をもっているのかを知らなくては攻略できないので、「ものの形を調べる」下側頭回が働きます。また、テレビ画面のいろいろな場所に次々とキャラクターが出現するので、「ものの場所や位置の関係を調べる」頭頂連合野もきちんと働きます。

このように、**全体的に脳の後方部は活発に働くのに、前頭前野はほとんど働かない**のです。種類を変えて「横スクロールアクションゲーム」をしても結果は同じでした。

この**ゲームとのつきあいかたは、仕事や勉強をがんばったあとで、脳をクールダウンさせるためのものと位置づけて、就寝する前などにやるのがベスト**だと思います。

では、ケータイ電話は脳にどんな影響があるのでしょう。

親と子が視線を合わせて会話するとお互いの脳が働くのに、電話でやりとりをすると、同じ声なのに脳が働かないという兆候が見えています。こちらも同じように、就寝前に行なうことで、脳をクールダウンさせるのが使用上のコツでしょう。

「そろばん」と「電卓」のちがい

電卓もIT機器の一種なので、ボタンを操作すると脳は休んでしまいます。それは大人の脳でも子どもの脳でも同じです。

その点、昔からの「そろばん」はその導入時期などをうまく工夫すると、脳のトレーニングにも利用できます。

実は、**そろばんは、学習の過程がすごく脳にいい**のです。

五進法の世界なので、3たす2は5だという意識をつねにもちながらやることになります。つまり単純な計算を何度も繰り返すので、子どもたちの前頭前野を活性化させます。しかも、それは学びの初期にいちじるしいことがわかっています。

しかし、そろばんの熟達者は脳をあまり使わないことがわかっています。後頭葉の「ものを見る」視覚野を使うだけです。なぜかというと、彼らはそろばんを頭のなかに浮かべて、数字を聞くとパチパチと動かして計算してしまうからです。

トレーニングのしかたは、

①手を動かして、そろばんを使う。

②そろばんを見てはいるが、手だけを動かす。つまり、頭のなかのそろばんを弾く。

③最後は手も使わなくする。

という順序です。そして、このトレーニングをしていくと後頭葉しか使わなくなるということがわかっています。

ときには電卓を叩くのを中断して、そろばんの玉を弾いてみたり、手書きの計算をしてみたりするといいのです。

PART 4

音読と計算で脳を鍛える

脳トレーニング

32

音読すると脳の多くの場所が、同時に、活発に働く

音読スピードが速ければ速いほど、前頭前野を鍛える効果が高くなる

「音読」は内容の意味がわからなくてもいい

音読すると脳が非常に活性化します。

音読では、**読むものは何でもよくて、スラスラと音読できることが大事**です。やさしいものであろうと、難しいものであろうと、あるいは意味がわからないものでも効果があります。とにかく音読すると、脳を働かすスイッチが入ると考えられています。

本を「黙読」すると、「ものを見る」視覚野、「漢字の意味がしまわれている」下側頭回、「ことばの意味がしまわれている」角回、「耳で聞いた話しことばを理解する」左脳のウェルニッケ野が働くほかに、「脳のなかでもっとも程度の高い働きをする」前頭前野が左右の脳で活発に働きます。

次に「音読」しているときの脳を調べると、「黙読」しているときと同じ場所はもちろんのこと、そのほかに多くの場所が、より強く大きく働きます。しかも、**音読のスピードを速くするほど、前頭前野がたくさん働く**こともわかっています。

意味のわからないものを読んでも脳を働かせるのですから、江戸時代の寺子屋教育のように、小さいころから『論語』などをひたすら音読することが、脳の活性化のためには非常に効果があったと考えられます。

脳を働かせるという点からすると、意味がわかってもわからなくても、その差はほんのわずかでしかありません。

江戸時代の庶民の子どもたちは、寺子屋で「読み、書き、そろばん(計算)」という基礎技術の繰り返しをやっていただけではないかと考えられます。しかも、そのトレーニングは年齢に合わせるのではなく、レベルに合わせて、個人別に指導されたようです。

「読み・書き・計算」の基礎的な能力の訓練

これは私見ですが、本当はいまのような年齢別の学校システムよりも、能力別のほうが脳にとっていいのではないかと思っています。

なぜなら、明治時代の教育にはまだ寺子屋式の教育が残っていて、そういう教育を受けた人たちが大活躍をしているからです。英語教育などほとんど受けずに、30代で海外へ出ていって諸外国との交渉を立派にこなせたのは、教育がすぐれていたからだと思います。

しかも、人間の脳は「読み・書き・計算」の基礎トレーニングによって記憶力や知識の量などの土台がしっかりするだけではなくて、それを使う能力の部分まで刺激するしくみになっていることがわかったのです。

この音読や計算について、私たちは高齢者のほかに、20代から50代の健康な男女を対象に実験を行なっています。まず音読についてまとめてみましょう。

「音読」を1カ月続けると「記憶力」が驚くほどアップ

音読グループには、A4サイズの紙に書いてある夏目漱石や芥川龍之介などの作品の文章を、ほぼ1日5分程度で終わる分量だけ、毎日声に出して読んでもらいました。

そして毎週末に、記憶力のテストを行ないます。「つくし」「うみべ」「まじめ」などの3文字のひらがなの単語30個を、一度に2分間提示して、何個覚えられるかというテストです。これは短期記憶（直前のこと）のテストです。

この音読グループの平均年齢は48歳で、学習をスタートさせる前には、平均10個のことばを覚える力がありました。ところが、1カ月後には、平均13個覚えられるようになったのです。

つまり、1カ月で3個分、記憶力がよくなったことになります。

この実験から、健康な人が**音読を1日5分行なって、左右の脳をフルに働かすことで、脳を鍛えることができる**ということが実証されたのです。しかも**音読とは直接に結びつかない「記憶力」を強化する**ことができました。

これを長期間続けていくと、さらに記憶力がアップすると考えられますが、学習曲線としては、ある程度まで上がると、なだらかな時期がきます。そこでさらに努力を続けていくと、停滞を突き抜けてさらに上昇するのではないかと予測できます。

音読や計算には脳のウォーミングアップ効果が期待できる

また、音読や計算をした直後の効果も調べています。

20代から30代の、平均年齢30歳の健康な男女に、その直前に何もしないで英語の単語を覚えるのと、音読あるいは計算をした直後に覚えるのとでは、どの程度の差異が出るかというテストをしたのです。

何もしないときでは、平均12個の単語を覚えることができました。それに対し、音読あるいは計算をした直後には、平均14個に増えました。これは**音読や計算には脳のウォーミングアップ効果がある**ことを示しています。

運動生理学では、運動する前にウォーミングアップをしないと、自分のもっている筋力を十分に発揮できないことがわかっています。脳も体の一部ですから、**仕事や勉強をする前にまず脳の準備運動をしておくと、よい結果が出る**ことはまちがいありません。

打ち合わせの前や企画書をまとめる前などに脳のウォーミングアップをして

おくと、すぐに仕事モードに入っていけます。頭がフルに活動すると、臨機応変に対処できるので、「本番に強い！」という評価をもらえますし、よいアイデアが浮かぶことも期待できます。しかも、直前のウォーミングアップは2～3分でいいのです。

要するに、音読にはふたつの効果があって、その場ですぐに脳の働きがよくなるだけではなく、ずっと続けると前頭前野が毎日働きつづけるので、脳のもっている潜在能力が上がります。**その場の効果にとどまらず、長期的に頭をよくする効果がのぞめる**のです。

といっても、毎日たった3～5分間とはいえ、ずっと音読を続けるのは大変です。やはり自分の好きなもの、楽しいものを選ぶなど、苦痛を感じないで続けていけるモチベーションをもてるように工夫することが大切になってきます。

古典のリズムの心地よさも捨てがたい

参考までに、わが国の代表的な古典作品の冒頭部を思い返してみましょう。

春《はる》はあけぼの。やうやうしろくなり行《ゆ》く、山《やま》ぎはすこしあかりて、むらさきだちたる雲《くも》のほそくたなびきたる。

（日本古典文学大系・岩波書店）

祇園精舎《ぎおんしょうじゃ》の鐘《かね》の声《こえ》、諸行無常《しょぎょうむじょう》の響《ひびき》あり。沙羅双樹《さらそうじゅ》の花《はな》の色《いろ》、盛者必衰《じょうしゃひっすい》の理《ことわり》をあらはす。おごれる人《ひと》も久《ひさ》しからず。唯春《ただはる》の夜《よ》の夢《ゆめ》のごとし。たけき者《もの》も遂《つい》にはほろびぬ。偏《ひとえ》に風《かぜ》の前《まえ》の塵《ちり》に同《おな》じ。

（日本古典文学全集・小学館）

ゆく河《かわ》の流《なが》れは絶《た》えずして、しかももとの水《みず》にあらず。よどみに浮《う》かぶうたかたは、かつ消《き》え、かつ結《むす》びて、久《ひさ》しくとどまりたるためしなし。世《よ》の中《なか》にある人《ひと》と栖《すみか》と、またかくのごとし。

（日本古典文学全集・小学館）

つれづれなるままに、日《ひ》くらし、硯《すずり》にむかひて、心《こころ》にうつりゆくよしなし事《ごと》を、そこはかとなく書《か》きつくれば、あやしうこそものぐるはしけれ。

（日本古典文学全集・小学館）

月日《つきひ》は百代《はくだい》の過客《かかく》にして、行《ゆ》きかふ年《とし》も又旅人《またたびびと》なり。舟《ふね》の上《うえ》に生涯《しょうがい》をうかべ、馬《うま》の口《くち》とらえて老《お》いをむかふる者《もの》は、日々旅《ひびたび》にして旅《たび》を栖《すみか》とす。

（鑑賞日本文学大系・角川書店）

以上、『枕草子《まくらのそうし》』『平家物語《へいけものがたり》』『方丈記《ほうじようき》』『徒然草《つれづれぐさ》』『奥の細道』の順です（漢字にはすべてふりがなをつけています）。

表現は少し難しく感じるところがあるかもしれませんが、音読してみると、いわゆる古文というもののリズムのよさに驚かされます。これを手がかりにして、古典作品を次々と音読していくのもおもしろいと思います。

脳トレーニング

33

習熟した計算を速く解くと、脳の多くの場所が活発に働く

難しい計算より単純計算をスラスラ速く解くほうが前頭前野を活性化

1ケタの数の計算でみるみる脳は活性化

簡単な計算をすると脳が非常に活性化します。

計算では、それが簡単なものかどうかということではなくて、十分に学習して、すらすらできるようになったものかどうかが大きな要素になります。大人には1ケタの足し算はすらすらと解ける計算なので、左右の脳で前頭前野が働くというわけです。

そのため、音読するときにスピードが速いほど前頭前野が左右の脳でたくさん働くのと同じで、スピードを上げて一所懸命に解いたほうが、前頭前野はたくさん働きます。

簡単な問題を「ゆっくり」解くのでも、「ものを見る」視覚野、「数字の意味がしまわれている」下側頭回、「ことばの意味を理解するときに働く」ウェルニッケ野、「計算をするときに働く」角回が働くほかに、「脳のなかでもっとも程度の高い働きをする」前頭前野が左右の脳で活発に働きます。

そして**簡単な問題を「速く」解くと、働く場所は同じでも、その範囲がグンと広くなります。**

さらに驚くことに、**複雑な計算問題を解こうとすると、左脳の前頭前野と下側頭回は働いても、右脳は働かなくなります。**

おそらく、難しいことは頭のなかで「ことば」を使って一所懸命に考えているのだと思います。右利きの人が「ことば」を扱うときには左脳を使うので、よく考えながら解くときには、左脳のその場所だけが働く——これが私たちの前頭前野の性質なのです。

音読や計算について、高齢者のほかに、20代から50代の健康な男女を対象に実験を行ないました。以下、計算についてまとめてみましょう。

計算を1カ月続けると記憶力がアップ!

計算グループには、1ケタのかけ算・引き算・足し算の組み合わせの演算100問を、毎日解いてもらいました。通常は、ほぼ1日5分程度で終わる作業です。

そして、毎週末に記憶力のテストを行ないます。音読グループと同じく「つくし」「うみべ」「まじめ」などの3文字のひらがなの単語30個を、一度に2分間提示して、何個覚えられるかというテストです。

音読グループの平均年齢は48歳でしたが、計算グループの平均年齢は39歳と若く、学習をはじめる前には平均12個の単語を覚える力がありました（音読グループは10個）。そして、学習後には平均14個の単語を覚えられるようになりました。1カ月のトレーニングで、2個分、記憶力がよくなったのです。

これらは音読や計算の効果の一例として、短期の記憶についてのデータを示したにすぎませんが、もちろんほかの能力も向上します。各種の実験データをとって、それを分析している最中なので、いずれ発表できると思います。

脳を活性化する学習療法の現在と未来

計算が脳にいいといっても、毎日続けていくのは大変なことです。本書の

「PART1～PART3」のトレーニングを続けながら、切りのいいところに計算トレーニングを加えていくといいと思います。**時間帯は午前中が理想的で、しかも毎日同じ時間にできると、計算能力の向上を体感することができる**はずです。

次ページに、足し算・引き算・かけ算の演算100題を例示しましたので、参考にしてください。できるだけ速く計算問題を解いて、秒まで計れる時計で、何分何秒かかったかを記録します。そして、前回の自分の記録よりも速く解けるようにがんばるのです。

最初は数分かかるかもしれませんが、当面の目標タイムは2分です。2分を切れると「計算の秀才レベル」で、銅メダルに値します。1分30秒を切ると「計算の天才レベル」なので、銀メダルです。1分を切るともう「神様レベル」なので、金メダルです。

簡単な足し算や引き算、かけ算などの単純計算は、ゲーム感覚でやるのも一案です。繰り上がりや繰り下がりを駆使しながら、身近にいる小学生と競い

13−6=

4×9=

8+8=

7−2=

3×1=

6+9=

15−8=

9×3=

4+3=

1+6=

14−5=

4×4=

7+7=

8−2=

7×9=

5−5=

8+9=

7×5=

6+8=

11−3=

2×4=

7+5=

9−0=

4×8=

6+5=

10−6=

9+3=

0×0=

8+5=

14−7=

4+5=

8×2=

16−9=

2+6=

8−8=

7×6=

1+5=

6+6=

11−5=

3×2=

9+4=

10−8=

7+9=

4×3=

2+2=

13−8=

4+7=

9×8=

15−6=

2+8=

終了時刻　　分　　秒／所要時間　　分　　秒

※『脳を鍛える大人の計算ドリル』（くもん出版）を参考にして作成

演算100題

開始時刻　　分　　秒

8+3=

2×6=

11−5=

1+9=

7−3=

9×5=

5−2=

6×4=

3+5=

12−4=

8×5=

4×0=

7+3=

14−8=

5+4=

2+9=

4×2=

12−5=

1+7=

2×6=

15−6=

2+5=

3−3=

7×4=

1+3=

11−7=

8×3=

6+5=

12−6=

4×8=

7+2=

9−6=

2×3=

6−3=

2+7=

8+9=

5−4=

6×2=

11−7=

16−7=

4+8=

3×3=

11−4=

1×6=

7+8=

13−7=

9+6=

5×3=

9−7=

2+4=

合ってやってもおもしろいと思います。ただし、比較するのは自分自身の前回記録です。

また、朝と夜にやって、そのタイム差を計ってみると、時間帯による前頭前野の働きの違いがはっきりわかります。そんな小さな差異を記録しながら、どんどんスピードを上げていくと、続けていくモチベーションが高くなるでしょう。

最後に「音読と計算を中心とする教材を用いた学習を、学習者と指導者がコミュニケーションをとりながら行なうことにより、学習者の認知機能やコミュニケーション機能、身辺自立機能などの前頭前野機能の維持・改善をはかる」――私たちが推進しているこの「学習療法」の現在と未来について、大きな関心をもってくださるようお願い申しあげます。

EPILOGUE

エピローグ

脳の健康づくりに役立つ生活習慣

脳はエネルギーの大食漢、食事で補給しよう

毎日の食生活は、バランスのとれたものが理想です。

食べたものは、胃や腸の消化酵素によって、タンパク質、脂質、糖類などに分解されます。このように体内で物質が変化していくことを「代謝《たいしゃ》」といい、その主役は酵素というタンパク質ですが、酵素の働きを助けるビタミンとミネラルも欠かせません。

「タンパク質」は、さらにペプチドやアミノ酸に分解され、体を形成する骨や筋肉などの材料になったり、脳内の神経伝達物質やホルモンとして働いたりします。

「脂質」は、臓器を膜のように包んで衝撃から守り、コレステロールとして、男性ホルモンや女性ホルモンなどの原料にもなります。

「糖質」は、さらに分解されてブドウ糖（グルコース）になり、細胞にとりこまれてエネルギー源として働きます。とくに脳はエネルギーをブドウ糖に依存

しているので、つねに食べ物で補給してやらないと、たちまち働けなくなってしまいます。

つまり、体の健康を維持するためには、体を形成し、エネルギー源として利用される三大栄養素（タンパク質、脂質、糖類）のほかに、ビタミンとミネラルなども必須の栄養素なのですが、**「脳の栄養」としてはとくに「ブドウ糖」の供給**を考えないといけません。つまり、**パンやごはん、麺類などのでんぷんをとる**といいのです。

脳はとてもエネルギーを消費する臓器で、脳重が体重に占める割合は2％にすぎないのに、エネルギー消費量は18％にもなります。しかも脳のなかにブドウ糖を備蓄することができないので、きちんきちんと食事をすることが大切になります。

食事を抜くと、血中にブドウ糖を供給するために、必要に応じて肝臓に蓄えられているグリコーゲンがブドウ糖に変えられはしますが、最長でも12時間ほどしか供給できません。そのままブドウ糖の補給がないと、脳はエネルギー不足になってしまいます。

そのため、朝食を抜くと、食いしん坊の脳は本来の働きができなくなります。

睡眠中は脳の司令塔「前頭前野」も休んでいる

脳の働きに睡眠は大きく関係してきます。眠かったり疲れていたりするとフルに働けなくなるので、睡眠をとって脳を休ませる必要があります。ただし、睡眠時間がどのくらい必要かは人によってちがいます。個人差が大きいので、いちがいにはいえません。

私たちの睡眠は、だいたい1時間半から2時間ほどのサイクルで眠りの質が切りかわります。それはレム睡眠とノンレム睡眠というもので、3〜4時間で1回交代します。そして、レム睡眠とノンレム睡眠をほぼ2サイクルこなす6〜8時間くらいの睡眠が適当だろうといわれています。

そこに2時間の差があるのは、レム睡眠とノンレム睡眠の1単位の時間は人によって少しずつちがうので、適正な睡眠時間にもちがいが出てくるのです。

レム睡眠というのは脳の一部が起きている状態で、英語の「rapid eye movement（目がきょろきょろと動いている状態）」の頭文字「REM」からきています。このときは夢を見ていることが多いようで、「音を聞く」聴覚野や、「ものを見る」視覚野が働いています。

ただし、レム睡眠のときの前頭前野は、起きて何もしていないとき以上に、活動がおさまっています。**睡眠中の前頭前野は、一晩じゅう、しっかり休みをとっている**のです。

一方のノンレム睡眠は、大脳はほとんど働かない深い睡眠状態で、もちろん前頭前野も休んでいます。

ちなみに、レム睡眠のときに前頭前野も働いているとすると、夢の中身はもっと理路整然としたものになるはずです。空を飛んだり、めちゃくちゃなストーリーになったりするのは、前頭前野がまったく関与しないからだと考えられます。

睡眠学習は本当に効果があるのか？

かつて、睡眠中に英語の音声などを聞くと頭に入るという学習教材が話題になりました。広告によると、寝ながら聞き流しているだけで苦労なしに覚えられるとありました。もし実際に効果があるのなら、これほどラクな学習法はめったにないことでしょう。

これを脳の機能から考えてみると、「まったくない」とはいえなくても、「ある！」といえるほど、目に見える効果はないと断言できます。その理由はふたつあります。

この睡眠学習のしくみは、先はどのレム睡眠を活用するわけです。レム睡眠では聴覚は働いているので、たとえば英語のフレーズなどを繰り返して聴かせます。その音が脳に入って、脳が学習するということになる、という理論立てのようです。

しかし、働いているのは聴覚野や視覚野だけです。要するに意識がともなっていないので、音が脳にたくさん入ってきても、音どうしにはその記憶を引き出すためのチェーンが結ばれていません。音の情報そのものは脳に入っていても、その情報をひっぱり出すことができにくいということになります。これが理由のひとつです。

もうひとつは、前頭前野は一晩じゅう寝ているので、記憶や学習をコントロールすることができません。つまり、「覚えろ！」という命令を出すことができないのです。そのため、脳にたくさん情報は入ってきても学習にはならない可能性が高いのです。

もっと心配なのは、睡眠の質を悪くするおそれがあることです。音の刺激を受けつづけると安眠できなくなるし、もしかすると前頭前野が起きてしまいます。前頭前野が一晩じゅう休んでいるのは、それが必要な理由があるからです。

眠りをさまたげると、起きているときに頭がよく働かないなどの悪影響がもたらされる可能性があります。

運動すると脳も活発に働くのか？

運動することが脳にいいのかどうか――いまの段階ではわかりません。脳の測定装置に限界があって、体を動かしているときの脳の活動が測れないからです。体を動かすと脳にいい影響を与えるだろうと考えられても、その証拠がつかめないということです。

しかし、歩いているときにいいアイデアが浮かぶことがあります。新しいものをつくりだすのは前頭前野の働きなので、体を動かして歩くことで前頭前野が活発になって、ポッと新しい着想が出てきたのではないかと考えられます。

また、複数で行なうスポーツの場合には、その瞬間ごとに、いろいろな情報を判断してプレーを組み立てていくことになります。サッカーでのパス回しやシュートを打つタイミングなど、脳を非常に使っているだろうと予想できます。

しかし、体を動かすことで体じゅうの血液の循環がよくなり、それが脳の血液の流れをよくし、脳が活発に働くのではないか――というのはまったくの誤解です。

運動すると体内の血液の流れがよくなっても、脳内の血液の流れがよくなるわけではありません。なぜなら、体内の血液の流れが速くなり、心拍が速くなって血圧が上がっても、脳の血液の流れは一定に保たれるように、いちばん優先されて調節されるからです。

脳の血液の流れがよくなるのは脳を働かせたときです。

脳の細胞が働くためには、当然エネルギー代謝が起こります。代謝とは体内で物質が変化していくことですが、脳が、栄養にする酸素とブドウ糖を供給するために、私たちの意識とは別の毛細血管レベルで、自動的に血液の流れを速くする変化を起こします。そのため、脳の末梢血管レベルで血液の流れが増える現象が見られるのです。

これはエネルギー供給のために起こる結果なので、脳が活発に働けば働くほどエネルギー代謝が活発になり、血液の流れがよくなるというわけです。

ウォーキングをしたり、風呂に入ったりして体内の血液の循環をよくすると、頭の血のめぐりもよくなる、というのは迷信です。

脳の健康のためには、高血圧や高脂血症を避けることです。血管障害が起こったら脳の血液の流れが悪くなるわけですから、血管を健康に保ち、さらにコラーゲンなどを摂取して血管を強化するといいのです。あとは、脳をどんどん使うことです。

アルコールは脳細胞を萎縮させる？

アルコールは脳細胞を萎縮させるリスクファクター（危険因子）のひとつです。とくに**習慣的に飲酒する人は、前頭葉の細胞が縮みやすい**ことがわかっています。

アルコール依存症になると、前頭葉の細胞はかなり死滅して、脳の機能が落ちます。しかし、脳の働きにとって細胞の数はそれほど問題ではないのも事実です。

興味深いのは、そこそこアルコールをたしなむ程度だと、飲んだあとの反応は、ほろ酔い加減まではふだんよりも脳がよけいに働くことです。これは私たちの実験で確かめたのですが、たとえば情報処理に対する反応時間が速くなり、計算も速くなります。

ただし、ほろ酔い程度で止めておけば、ということです。

ところが、その状態を過ぎると、前頭前野が働かなくなっていきます。日頃の抑制が外れて、陽気になったり、はしゃいだり、泣いたりという感情が表に出てくるのは、「やめろ！」という命令を出す前頭前野が機能しなくなるからです。

さらに酔いが深くなると、大脳全体の働きが止まってしまいます。呂律《ろれつ》が回らなくなったり、グラスを倒したり、まっすぐに歩けなくなったりという運動障害が出て、論理的な思考もまったくできなくなります。

それでも飲みつづけると、最後には脳機能すべてが停止します。急性アルコール中毒になると、呼吸をつかさどる脳の中枢まで止まるので、「呼吸しろ！」という指令が出せなくなって、呼吸ができなくて死んでしまいます。

ほろ酔い加減といっても、人によってその基準になるアルコール量がちがいます。アルコールを代謝する酵素の活動には強弱があるので、いつも一定の量でほろ酔いになるわけでもありません。ここまではいい、という線引きは難しいのです。

一般的にいうと、まったくアルコールを受けつけない人でなければ、350ミリリットルの缶ビール1本か、日本酒だと1合で止めておけば、ほろ酔い加減ですませられると思います。そこで止めることができれば、「酒は百薬の長」となるでしょう。

しかし、基本的にアルコールは人体にとって毒です。**飲みつづけていると前頭葉が縮んでいき、前頭前野ばかりか脳のほかの部分の細胞も死**んでしまいます。

喫煙人口が減っていますが、タバコに含まれるニコチンだけを考えると、脳の活動を活発にさせる働きがあります。しかし、タバコが脳を萎縮させる大きなリスクファクターであることは確かです。ニコチンには血管を萎縮させる作用があり、とくに心臓の血管が反応しやすいので、心筋梗塞を起こしやすくなります。

それは脳の血管についても同じです。ニコチンによって脳細胞は活発に働くのに、一方で脳の血流量を下げます。**長年のあいだには全体として脳細胞を殺す方向に働き、とくに前頭葉や頭頂葉の細胞が死**にます。

また、脳への影響を男女で比べると、女性のほうが脳に反応しやすいことがわかっています。男女でニコチンへの耐性がちがうのかもしれません。いずれにしろ、生活習慣として男女ともにタバコはやめたほうがいいでしょう。

川島隆太 (かわしま・りゅうた)

1959年、千葉市に生まれる。県立千葉南高等学校卒業。東北大学医学部卒業。同大学院医学研究科修了(医学博士)。スウェーデン王国カロリンスカ研究所客員研究員、東北大学助手講師を経て、現在、東北大学加齢医学研究所所長。

脳のどこの部分にどのような機能があるのかを調べる「ブレーンイメージング研究」の、日本におけるパイオニア。著書に『頭のいい子は音読と計算で育つ』(二見レインボー文庫)『元気な脳が君たちの未来をひらく』(くもん出版)『さらば脳ブーム』(新潮新書) など多数。

本書は、2004年10月に弊社より刊行された単行本を修正して文庫化したものです。

二見レインボー文庫

川島隆太《かわしまりゅうた》教授《きょうじゅ》の脳《のう》を鍛《きた》える即効《そっこう》トレーニング

著者　川島隆太《かわしまりゅうた》

発行所　株式会社 二見書房
東京都千代田区三崎町2-18-11
電話 03(3515)2311［営業］
03(3515)2313［編集］
振替 00170-4-2639

印刷　株式会社 堀内印刷所
製本　株式会社 村上製本所

落丁・乱丁本はお取り替えいたします。
定価は、カバーに表示してあります。

ISBN978-4-576-17183-8
http://www.futami.co.jp/

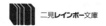